ちくま新書

こころの病に挑んだ知の巨人

——森田正馬・土居健郎・河合隼雄・木村敏・中井久夫

山竹伸二
Yamatake Shinji

1303

こころの病に挑んだ知の巨人——森田正馬・土居健郎・河合隼雄・木村敏・中井久夫【目次】

序　章

日本の心の治療を支えてきた人々

1　日本における心の治療の歩み

†黎明期の日本の精神医療

有名な心の治療者の名を問われた場合、誰を思い浮かべるだろうか？

おそらく真っ先に思いつくのはフロイトであり、それにユング、アドラーあたりが続くかもしれない。フランクルやロジャーズ、ラカンといった名を挙げる人もいるだろうし、少し歴史に詳しい人なら、ジャネやクレペリンを思い出すはずだ。では、日本人の心の治療者といえば、誰だろうか？

日本にも優れた精神病理論、治療論を展開し、実践し続けた人たちは存在する。彼らは西欧の精神医学や心理療法を取り入れながらも、日本人に合った治療を考え、独自の理論や治療実践によって、多くの人々を惹きつけてきた。心の病という魔物と闘い続けながら、理論を鍛え、真摯に臨床実践に向き合ってきたのだ。

この本で扱うのは、そうした独創的な理論展開、治療実践を行なった、五人の日本の精神科医、心理臨床家たちである。だが、彼らのことを理解する前に、まずは日本の心理臨床、精神医療の歴史について、簡単にふり返っておくことにしよう。

日本における精神医療は明治維新とともに幕を開ける。一八八六年、榊俶《さかきはじめ》が日本ではじめて精神病学を講義したと言われるが、日本の精神医学の父とも言うべき存在は、やはり呉秀三《くれしゅうぞう》である。

当時、世界の精神医療の中心地はドイツであり、クレペリンはその象徴的存在であった。彼は症状や行動を客観的に記述する方法を重視し、今日の科学的な精神医学の基礎を築き上げた人物だ。呉はそのクレペリンのもとで研鑽し、帰国後、クレペリン学派の新しい精神病学の普及に尽力した。このため、初期の日本の精神医学ではクレペリン説を中心とするドイツ精神医学が支配的であった。また、呉は多くの優秀な弟子を育てており、その中には歌人として有名な斎藤茂吉《さいとうもきち》もいるが、精神科医として大きな業績を残したのは、森田《もりた》正馬《まさたけ》、下田光造《しもだみつぞう》である。

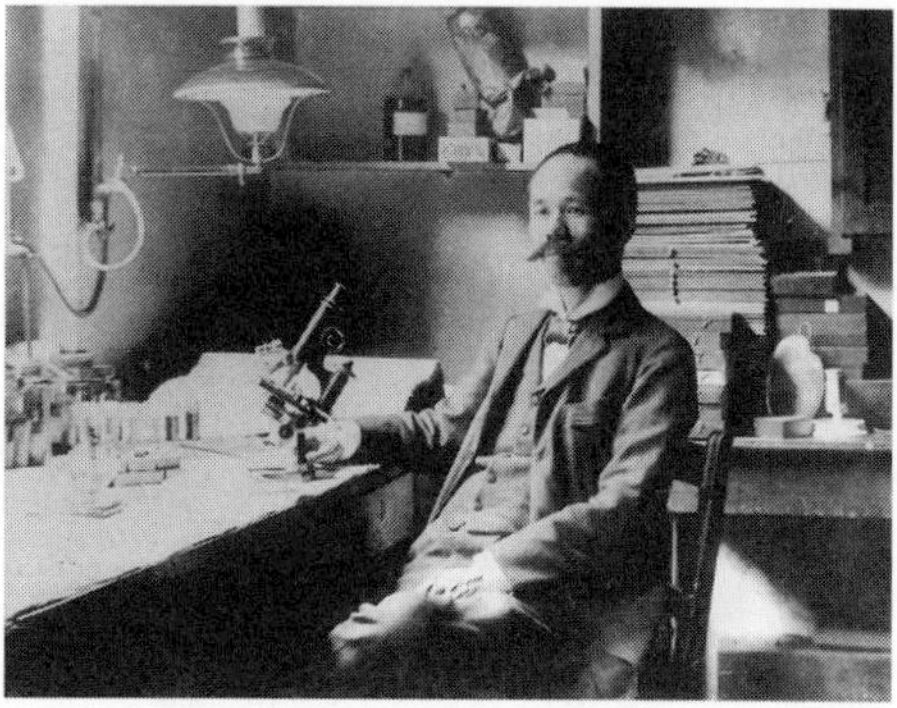

呉秀三。1900 年、ベルリンにて。
（写真：日本精神衛生会『図説　日本の精神保健運動の歩み』p 46 より）

森田正馬の理論と技法は豊富な臨床経験に裏打ちされ、深い洞察に満ちている。彼の森田療法は一方で高く評価されながらも、主流の精神医学にはほとんど影響を与えることがなかった。しかし、この治療法こそ、日本が世界に誇るべき独自な心理療法であった。もう一人の下田光造は、うつ病の病前性格を「執着気質」として発表するなど、主流の精神医学に大きな功績を残している。

その頃、欧米では精神分析を中心とした力動精神医学が台頭し、大きな注目を集めていた。当然、その流れは日本にも影響を及ぼしはじめるのだが、その先鞭をつけたのは丸井《まるい》清泰《きよやす》だった。彼はアメリカ留学中にアドルフ・マイヤーに師事し、帰国後、精神分析の重要性を主張する最初の人物となる。弟子の中には、日本の精神分析の普及に大きな影響を及ぼした古澤《こざわ》平作《へいさく》がおり、彼はウィーン精神分析研究所へ留学し、日本精神分析学会も創設した。古澤は日本の精神分析のパイオニア的存在として、小此木《おこのぎ》啓吾《けいご》、土居《どい》健郎《たけお》など、後の日本の精神分析を牽引した精神科医たちも育てている。

クレペリン ⇓ 呉秀三 ↓ 森田正馬、下田光造 ……ドイツ精神医学の系譜

×（対立・論争）

フロイト ⇓ 丸井清泰 ↓ 古澤平作 ↓ 土居健郎、小此木啓吾 ……精神分析の系譜

このように、日本の精神医学には二つの系譜が存在していた。クレペリンの影響が色濃いドイツ精神医学の系譜と、フロイトの創始した精神分析の系譜である。両者は理論的にもかなり異なるもので、欧米の精神医学会においても、互いに牽制し、批判し合うことが少なくなかった。日本においても、丸井清泰や古澤平作は、森田正馬、下田光造らと激しい論争を繰り広げている。

†戦後日本の精神病理学

戦後の日本社会においては、精神医学の方法論も多様化していくことになった。精神分析のみならず、人間学的な精神医学など、精神疾患の謎を解き明かそうとする様々な理論が登場し、活況を呈していたとも言える。現在の精神医学では、脳を中心とした身体に原因を還元する生物学的精神医学が主流であり、心理的な問題を解明しようとする精神病理学の議論は低調だ。しかし、かつては精神病理学の隆盛とも言える時代があったのだ。

日本に精神病理学を広く根づかせた人物としては、一九六四年に日本精神病理・精神療法学会を創設した村上仁《むらかみまさし》がいる。彼は、ジャネの心理学、人間学的精神医学、精神力動論など、多様な視点から精神構造の理解を試みており、笠原嘉《かさはらよみし》、木村敏《きむらびん》、藤縄昭《ふじなわあきら》など、京都学派と呼ばれる多くの精神医学者を輩出している。

関東では、脳の組織病理学研究を中心とする東大の精神医学が強かったが、西丸四方《にしまるしほう》、島崎敏樹《しまざきとしき》らによる精神病理学も注目されていた。西丸四方は、精神病を部分から見るのではなく、全体の人格・人柄から捉えようとしていたし、独自の人間観を持つ島崎敏樹も、人間を個々の症状の寄せ木細工としてではなく、人格の深みから捉えようとした。島崎敏樹の論文「精神分裂病における人格の自律性の意識の障碍」（一九四九年）は、日本の精神病理学の出発点とも言われており、宮本忠雄《みやもとただお》（病跡学の先駆者）、小田晋《おだすすむ》らの弟子も育てている。

当時の精神病理学においては多様なテーマが議論されていた。なかでも精神分析（力動精神医学）は、アメリカにおいて隆盛をきわめていたため、その動向が土居健郎、小此木啓吾らによって日本に紹介されるなど、精神分析による治療に関心が高まっていた。その後、土居健郎は「甘え理論」によって海外でも知られるようになり、小此木啓吾はフロイト研究、家族精神医学の第一人者として、日本精神分析学会の中心を担っていくことになる。また、笠原嘉、阪本健二《さかもとけんじ》らが力動精神医学を背景にした「精神分裂病の心理療法」の可能性を探るなど、新しい試みが生まれていた。

やがて、一九六八年にはじまる若者の反乱（フランスの五月革命、日本の全共闘運動、アメリカのカウンターカルチャー）により、既成の社会秩序、制度に対する疑問や反論が噴出し、精神医学の世界もその影響を受けざるを得なくなった。

精神病院は社会秩序からはみ出た人間を排除する場所として批判され、解放・改革の反精神医学の運動が欧米で生じ、それは日本社会にも大きな影響を与えることになる。日本では精神病院への隔離・収容が優先されていたが、不当監禁や拘束、暴力事件などの不祥事が絶えず、閉鎖病棟の開放化や患者を退院させようとする運動が展開されたのである。

精神病理学の領域も一時的な停滞を余儀なくされたが、土居健郎の発案により、一九七一年から熱海でワークショップという名のサロンが設けられ、新しい世代を中心に活発な議論が再開された。たとえば笠原嘉はスチューデント・アパシー（退却神経症）を研究し、薬物療法を補完する小精神療法を提唱したし、安永浩《やすながひろし》はファントム理論という独自の統合失調症論を主張。木村敏は離人症の現象学がヨーロッパで注目を浴び、その後、「あいだ」の理論を展開するなど、思想の領域にも影響を及ぼした。さらに中井久夫《なかいひさお》が風景構成法を開発し、統合失調症の寛解過程についての新しい見解を主張している。

しかし、一九八〇年代にはラカンへの関心が高まるなど、次第に精神病理学は人文科学や思想的な傾向が強くなり、臨床から離れた抽象的議論も増えていった。その一方で、精神医学全体が薬物療法や生物学的精神医学の方向に傾斜していったため、現在では、精神病理学は退潮の兆しを見せている。

†精神医療現場の変化

一九八〇年代以降、精神科治療の内実は大きく変化したと言われている。まず価値観の多様化にともない、心の病の病像も多様化し、心療内科、精神科診療所・クリニック、各種相談所が次々に開設し、いまや五〇〇〇を超える機関が多様な心の病を対象としている。かつては、かなり重い精神障害に悩まされなければ精神科を受診することはなかったが、軽いうつでもクリニックを訪れ、すぐに抗うつ薬を処方してもらう。そんな時代になったのだ。

この変化にともなって、精神科病院も機能分化し、精神科診療所やクリニックとの分業が一般的になりはじめた。救急医療体制が整備され、緊急を要する症状の患者は救急搬送されて薬で応急的に対応するのだが、二、三日中に他の小規模な診療所やクリニックへ転院し、症状が再燃すると精神病院へ移動する。小康状態になるとまた診療所へ再送する、という流れである。

一見、非常に合理的で、無駄の少ないシステムのようにも見えるが、一人の精神科医が長期にわたって治療できないし、治療者や施設によって考え方も治療法も異なるため、治療の一貫性が著しく損なわれる。これでは急性の激しい症状ばかりに目を奪われ、病者の人格という全体を見失ってしまうだろう。綿密な情報交換と協力体制があれば別だが、現状ではそのような体制はかなり未成熟なものと言える。

また、薬物療法の発展とDSM－Ⅲが入ってきたことも、精神医療、心理臨床の現場を大きく変化させることになった。

DSMとはアメリカにおける精神障害の診断マニュアルであり、その第三版であるDSM－Ⅲでは、精神疾患を症状のみで分類し、患者の素因、環境、成育歴などの心的要因は考慮されていなかった。統一性のなかった診断基準を明確にし、共通の診断に基づく共通の治療が可能になったという意味では評価すべきかもしれない。しかし、これは精神病理学が問題にしてきた心的要因を無視し、代わりに症状に対する薬の処方が治療の中心になったことを意味している。精神医学は症状中心主義となり、患者の個性、治療関係は無視されやすくなったのである。

さらに、一九九五年、精神保健法が精神保健福祉法に改定され、精神保健福祉士が各病院に配置されるようになり、患者の退院、社会復帰に大きな役割をはたすようになった。小規模作業所、デイケア・センターの設置、就労支援事業、看護師の訪問介護の充実化などにより、精神科医が症状を薬で治し、その後の生活上の困難は「生活障害」として、訪問看護師や精神保健福祉士に委ねる、という分業化が進んだのである。

先にも述べたように、綿密な情報交換と協力体制があれば、分業も決して悪いことではない。

というより、人々の悩みや心の病が多様化し、潜在的な患者が増えている現状では、様々な医療機関や福祉施設、さらには保育・教育機関なども含め、緊密な連携、協力が不可欠な時代に入っている。薬物療法の進歩により、多くの患者は入院の必要が激減し、外来の診療での治療が中心になったのだから、これは時代の趨勢とも言える。

しかし、繰り返すが、現在の日本ではそのような協力体制がまだまだ整っているとは言い難い。なるほど、各機関の連携が必要であることは、多くの専門家が気づいており、積極的な提言もなされているが、治療の理論や考えもバラバラなので、治療の方向性も共有されていない。症状の除去だけでなく、患者の人格、人生を見据えた治療がどれだけ行われているのか、甚だ疑問と言わざるを得ない。

†心理学から生まれた心理臨床の専門家

ところで、精神医療の現場において薬物療法が主流になったのは、やはり薬の開発が急速に進歩したからだ。それはまた、精神疾患の原因を脳や素質に還元する生物学的精神医学の台頭を促してきた。これは心理的要因を重視しない立場であり、症状に対して薬を与える、というきわめて単純化した治療になりやすい。どの薬を処方すべきなのかも、DSM(現在はDSM-V)によって症状のみで診断しやすくなっているため、かつてほど混乱することも少ないだろう。

これは日本だけの話ではない。欧米先進諸国のほとんどがそのような状況である。特にアメリカは生物学的精神医学の影響力が強く、かつては主流だった精神分析、力動精神医学は、かなり下火となっている。いまや精神科医が信用している心理療法は認知行動療法ぐらいなものであり、それも少数派といったところだろう。

一方、医学ではなく、心理学出身の心理臨床家も増えており、彼らは様々な心理療法を駆使しながら、多様な患者、クライエントの相談に応じている。その中心となっているのは臨床心理士と呼ばれる人々であり、学校におけるスクールカウンセラーをはじめ、病院その他の施設において活動を続けている。薬物の処方は医師にしか認められていないため、彼らの仕事は心理検査、心理療法が中心となるが、こうした心理の専門職が一定の地位を得るまでには、長い道のりがあったのだ。

日本に心理臨床に関する専門職の必要性が議論されるようになったのは、およそ半世紀前にさかのぼる。一九六四年に設立された日本臨床心理学会がその出発点と言えるだろう。

しかし一九六九年にはじまった反精神医学の流行により、医学系学会での改革の動きがはじまり、日本臨床心理学会でも心理テストや国家資格への疑問が表面化することになった。簡単に言うと、心理テストやカウンセリングは個人を抑圧する、個性を殺し、社会制度への服従を強いる、というような考え方が強くなったのだ。このため、一九七一年、学会の理事全員が辞任し、「学会改革委員会」が設立されることになったのだが、この改革に不満を抱いた会員が大量に脱会した。小規模化したこの学会は、その後も専門家の独占や心理職の国家資格化をめぐって議論を続け、一九九一年には国家資格化に協力する方針が採択されたが、それに反対する会員が退会し、日本社会臨床学会を設立。だがどちらも小規模で、ほとんど影響力のない学会となってしまった。

一方、心理臨床の理論的な進歩と会員の資質向上を目的として、一九八二年に日本心理臨床学会が設立され、現在、多くの会員を抱える大規模な学会となっている。そしてこの学会を基盤に、一九八八年、臨床心理士の資格制度ができ、資格認定を行なう日本臨床心理士会も設立。心理カウンセラー、心理セラピストには民間の資格が多数存在するが、これ以降、臨床心理士は高度な専門知識を有する専門職として高い信頼を得ることになり、クライエントの精神疾患や心理的問題・不適応行動などの援助や予防、研究に従事することになった。

この一連の動きに多大な貢献をなしたのが、臨床心理学者の河合《かわい》隼雄《はやお》である。河合隼雄はユング心理学や箱庭療法を日本に広めただけでなく、独自の文化論を展開し、多くの著作が一般の人々にも広く読まれている。

日本の臨床心理学に大きな貢献のあった心理学者、臨床家は河合の他にも存在する。たとえば、ロジャーズの来談者中心療法を日本に導入した佐治《さじ》守夫《もりお》、日本におけるカウンセリングの先駆者だった友田《ともだ》不二男《ふじお》、催眠研究の第一人者として知られる成瀬《なるせ》悟策《ごさく》など。だが、日本に臨床心理士を根づかせ、一般向けの著作が軒並みヒットして読み継がれている点で、河合隼雄ほど大きな影響力を持った心理学者は他にいないだろう。

もっとも、欧米諸国における心理士に比べると、日本の臨床心理士は国家資格ではなく、権限はかなり弱い。文部科学省の任用規程により全国のスクールカウンセラーの資格要件とされているが、病院などで働く機会は少ないのが現状だ。このことは、臨床心理士が精神科医と連携し、協力体制で治療を進めるという体制が未成熟であることを意味する。

近年、日本でもようやく臨床心理の専門職が国家資格となり、平成三〇年には初の「公認心理師」の国家試験が行われる予定なので、よりよい連携と協力体制ができることを期待したい。

2 人間存在の本質的解明へ

†心の治療の現場はどのように変わるのか？

すでに述べたように、精神医療の現場はいま外来診療が中心となり、様々な医療機関や福祉施設が協力し、緊密な連携を必要とする時代に入っている。そこには、保育・教育機関、各種相談機関との連携も必要になるだろう。当然、学校や病院など、様々な機関で臨床心理の専門家が活動してゆくことが期待されている。

もっと言えば、医師や心理職の人たちだけでなく、看護師や介護士、教師、保育士など、広い意味でのケアの領域に携わる人々のネットワーク、相互協力の体制が必要だと私は思う。その意味でも、今回の公認心理師資格の制定は、大変望ましいことだと言えよう。

ただし、これは制度を整備すれば解決するような単純な問題ではない。心の治療の方向性、目的、理論など、一定の共通了解がなければ、協力や連携もうまくいかないだろう。事実、現状ではそのような連携がなされているケースは少ない。言葉は悪いが、手に負えない、専門外だ、という意識からか、患者のたらい回しのような状態が生じることも珍しくはない。方向性や目的、考え方がばらばらであれば、役割や責任の所在もはっきりせず、臨床現場での意見対立、諸機関の間の齟齬も生じやすくなる。

なるほど、DSMの導入により、統一的な診断、対処の方針は立てやすくなったのかもしれない。しかし、これは症状から病気を判断し、対処すべき薬物を選択する上では便利だが、心の治療の目的を症状の除去だけに限定してしまうという危険性がある。本来、治療の目的は、その人の生活、生き方を考慮し、過度の不安がなく、より安心して生きられるように配慮して決定すべきものであるはずだ。そのためには、人間の日常的なあり方、存在様式についての深い理解が必要とされるだろう。つまり、人間の存在本質へのまなざしと、人間理解に関する一定の共通了解が求められる。

そもそも心の病における身体症状や逸脱行動は、その多くが不安への防衛反応であり、薬による症状の除去は不安の露出につながることも少なくない。たとえば、一時的に強迫症状や被害妄想がなくなっても、強い不安によって苦しみは続いている。にもかかわらず、症状がなくなれば直ちに治療を終了したり、他の機関にまわしたりすれば、状況はますます悪くなる。

結局のところ、人間の存在本質を理解し、私たちが何を望み、何を怖れているのか、そうした人間理解の共有が欠けているから、このような問題が生まれるのである。

これはなにも日本にかぎった話ではない。世界の精神医療の現場は、いま生物学的精神医学という自然科学の枠組みを重視した治療が主流であり、症状を薬物で緩和することが治療の中心となっている。これも重要な治療であることは確かだが、人間の欲望や不安、存在様式に対する理解を度外視しているため、患者の人生を見据えた方向性が十分に考慮されていない。人間の主観的な世界へのまなざしを欠いた治療、人間論なき心理的治療と言ってもよい。

長い心理臨床の歴史をふり返れば、優れた人間論を持ち、人間の主観的世界に対する深い洞察から精神病理論、心理的治療論を展開した人たちも存在した。フロイト、ユング、アドラーはもちろん、サリヴァン、フランクル、ロジャーズ、ラカンなど。バリントやウィニコットもそうだろう。ただし、彼らは自分なりの人間論を有するがゆえに、他の理論と対立することも多かった。このため、心理的治療者の間で人間理解に対する共通了解が得られないまま、やがて人間論なき治療に取って代わられたのである。

したがって、いまの心理臨床の現場に必要なのは、人間という存在に対する本質的な理解であり、人間の日常的なあり方へのまなざし、洞察ではないだろうか。このような洞察は深い自己理解を必要とするはずであり、自分自身の心の動きに対して鋭敏でなければならない。治療者にこうした感受性、能力が備わっているなら、彼らの自己の感情への気づき、自己了解は、患者に対する共感につながり、患者の主観的な世界に沿った対応を可能にするだろう。

無論、簡単なことではない。だが、もしそのような治療者が存在するなら、そこには私たちが見習うべき、大事なものがあるに違いない。

†五人の心理的治療者の人間論に学ぶ

日本の精神医療、心理臨床の展開を追ってきたが、以下の章では、日本を代表する五人の心の治療者を紹介したいと思う。

森田療法という日本独自の心理療法を開発した森田正馬。「甘え」の観点から精神分析療法を捉え直し、優れた臨床の理論を打ち立てた土居健郎。ユング心理学と箱庭療法を広め、日本の臨床心理学に多大な功績を残した河合隼雄。現象学的な時間論、「あいだ」の思想、生命論などを展開し、海外でも高い評価を得てきた木村敏。そして、風景構成法、統合失調症の寛解論で知られ、多くの精神科医たちの尊敬を一身に集めてきた中井久夫。

周知のように、これらの人々は日本の精神医療、心理臨床の領域において多大な功績を残した人たちだが、彼らの理論、考え方は、その知名度に比べて決して十分に理解されているわけではない。

私もまた、彼らの著作を長年にわたって読んできた読者の一人だが、断片的な理解であったことを告白しておかねばならない。土居健郎の『「甘え」の構造』、木村敏の『自己・あいだ・時間』などを読んだのは、もう二十年以上も前のことだ。河合隼雄や中井久夫の著作も昔から断続的に読んでは、その都度、刺激を受けてきた。だが最近になって、私は彼らの理論にはある共通性があることを見出した。それは、人間のあり方に対する本質的な洞察、患者の日常的な存在様式へのまなざしである。

ここに挙げた精神科医、心理臨床家たちには、人間とはどのような存在なのか、といった深い問いかけが根底にあるように思える。そしてそこから、現代社会における人間の特質、とりわけ日本という社会に生きる私たちの思考、行動様式に目を向けており、独自な人間観、日本人論を持っている。

人間存在の本質に対する洞察は、患者の主観的な世界に対する理解、共感に大きな影響を及ぼさざるを得ない。それと同時に、治療の目標設定も、個々のプロセスにおける対処の仕方も、この観点から決定していくことになるだろう。だとすれば、治療方法にも一定の共通性が見出せるかもしれない。表面的には異なる方法、治療論を掲げていても、深いところではつながっている可能性もある。そんな思いから、私は彼らの文献を丹念に読み直してみたのである。

こうした可能性については終章で論じるが、まずは日本の心の治療に多大な影響を与えてきた五人の心理臨床家、精神科医たちの足跡をたどり、彼らの理論を紹介しつつ、その本質を見ていきたいと思う。自分の関心のある人物のことが知りたいだけ、という読者は、該当する章だけを読んでいただいても構わない。それだけでも十分、その人物の考え方や治療法は理解できるだろう。

ただ、もし私がここで提起した問題意識を共有できるなら、あるいは各章を読んで興味を抱いていただけたなら、是非、終章における議論をともに考えてみていただきたい。

参考文献

松本雅彦『日本の精神医学この五〇年』みすず書房、二〇一五年
金川英雄『日本の精神医療史――明治から昭和初期まで』青弓社、二〇一二年
小俣和一郎『近代精神医学の成立――「鎖解放」からナチズムへ』人文書院、二〇〇二年

第1章

森田正馬

——思想の矛盾を超えて

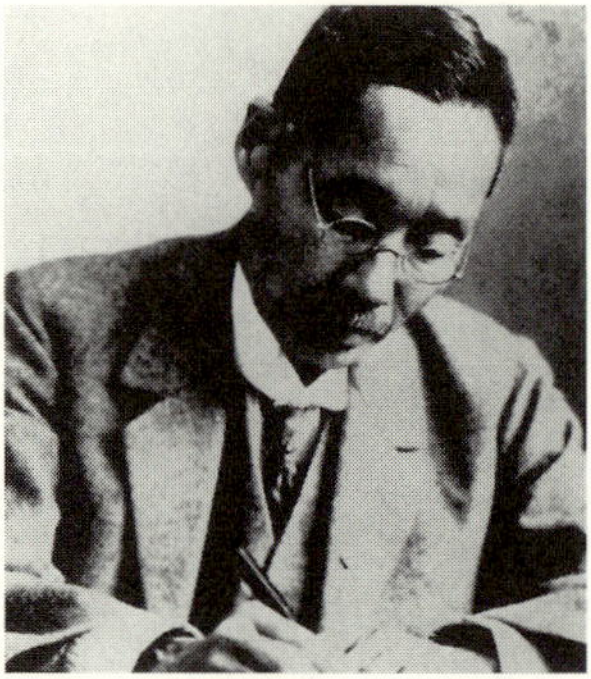

森田正馬
（もりた・まさたけ）

高知県生まれ（1874-1938）。精神科医。東京帝国大学医科大学にて、呉秀三の門下生となる。幼少期から体が弱く、心臓病（実は神経症）、脚気、腸チフスを患い、神経症的な不安、恐怖を抱えていたが、このことが後の森田神経質の理論につながった。根岸病院医長、日本大学医学部教授を経て、東京慈恵会医科大学名誉教授。日本独自の心理療法である森田療法を開発し、海外でも高く評価されている。

（写真：渡辺利夫『神経症の時代』より）

1 心の病はなぜ起きるのか?――森田理論の原理

†森田正馬の生涯

日本における近代的な心理的治療の歴史は浅く、そのほとんどが欧米から輸入してきた理論、技法で成り立っている。クレペリン、フロイト、シュナイダー、ユング、ロジャーズなど、著名な精神科医や心理臨床の専門家たちの書物が次々に翻訳され、精神分析、認知行動療法、家族療法など、西欧諸国やアメリカで開発された膨大な数の心理療法が導入されてきた。薬物も診断基準も、すべて欧米で発展してきたものである。

現在の日本の精神医学、心理臨床においても、日本人にあわせてアレンジしたり、独自の修正をほどこしたりもしているが、欧米の理論・技法に追随する傾向はまったく変わっていない。そうした中で、ほとんどゼロから独創的な理論、心理療法を構築した日本人も存在する。森田療法を開発した森田正馬である。

森田は大正時代から昭和初期にかけてのきわめて早い時代において活躍し、日本の心理的治療の歴史において大きな功績を残した人物だ。しかし、知名度のわりには、現在の日本の治療現場で森田療法を実践する人は少ない。この事実に対し、私は森田療法の理論や技法に問題があるためではないか、と最初は考えていた。禅の思想とも深いつながりが指摘され、そうした点が日本独自の理論・技法として賞賛されているが、やや眉唾ではないか、などと思ったりしたこともある。

しかし、実際に森田正馬の著書を読んでみると、そうした疑念はたちどころに消え去ってしまった。多少の異論はあるものの、全体的には大変優れた治療論と言わざるを得なかったからだ。

森田の説明する神経症のメカニズムは、病者に特有な異常性を過度に強調するものではなく、一般的な（健康な）人間の心理、精神の原理から導き出されており、強い説得力がある。治療方法もそうした一般的な人間の心理を基盤にしているため、合理的で容易には反論を許さない。最初はマニュアル的な技法の解説かと、高をくくって読みはじめると、その独特な語り口に導かれ、人間とは何かという、深い問いの前に立たされてしまうのだ。

優れた心理臨床に関する理論は、その理論を生み出した人間の人生、実存的問題、人間観が深く関わっているものだ。森田正馬の生涯を見ていると、特にその思いを強くする。

一八七四年（明治七年）、森田正馬は高知県に生まれている。九歳のときに寺で地獄絵を見て以来、「死」が頭から離れなくなり、中学時代も「死の恐怖」のため、迷信や占い、哲学や宗教ばかりに興味があったらしい。身体の状態も悪く、心臓病、脚気《かつけ》、腸チフスなどを患い、このことがますます「死の恐怖」を強くしたようだ。常に身体の状態を気にし、病気ではないか、死んでしまうのではないかと過度に気にするようになり、いわゆる心気症の状態にあったのである。（心臓病に関しては、実は神経質による心悸亢進発作であり、一種の心身症であったとも言われている）

その後、学業に専念して東京帝国大学医科大学に入学したのだが、この頃から再び神経質的な傾向が顕著になり、身体のことばかり気にし、病気ではないかと気に病むようになった。そうした中、仕送りが途絶え、食費や医療の支払いもままならない状態となったため、仕送りを送らない父への面当てに死んでもいいと決心し、定期試験の準備に没頭。実際に死のうとしたのではなく、破れかぶれの状態になり、死ぬ気で勉強に打ち込んだ。この結果、成績が急上昇しただけでなく、病に対する不安と恐怖が消失した。目の前の勉強に没頭することで、身体を気にする余裕もなく、頭痛や心臓病、脚気のことを忘れていたのである。

こうした経験から、森田正馬は重要なことに気づかされた。目の前にある対象（やるべきこと）に打ち込めば、他のことは気にならなくなる。自分の身体に対する気がかり、病気の心配も忘れ、神経症的な不安や恐怖は消滅する。過去や未来のことばかり心配してくよくよ思い悩まず、現在やるべき行為に打ち込むことで、神経症は治るのではないか。そう考えるようになったのだ。

大学卒業後、森田は巣鴨病院の医局へ入り、院長の呉秀三に師事することになった。すでに述べたように、呉はクレペリンの弟子で、ドイツ精神医学を日本に紹介した人物でもあったため、森田は呉の影響により、精神疾患における器質（素質）の重要性を認識するようになった。このことは、後にヒポコンドリー性基調の理論として主張されることになる。

この時期には、土佐の犬神憑きを調査したり、催眠療法を研究していたが、さしたる効果もなく、次第に関心が薄れていった。その一方で、入院患者の退屈を取り除くために作業療法を導入し、患者が活気づくなど、一定の効果が得られたため、生活行動を整えれば患者の精神も正常なものになるのではないか、と考えるようになった。人間の心身は合理的なもので、一定の規則に基づいて行動するようにすれば、精神も規則に基づいて正常化する、という考え方（生活正規法）もすでに存在していたので、その影響もあっただろう。

研究と教育の場を根岸病院と慈恵会医学専門学校（現在の慈恵医大）に移しても、作業療法の効果についてさらに研究を重ね、患者の自発的な活動欲に訴える方法を重視した。このとき、森田正馬は学生時代に勉学に没頭し、心気症的な不安が解消された経験を思い出していたに違いない。作業に没入し、対象と合一する（我を忘れて没頭する）ことで、主観的なとらわれから離れられる。精神を論理で追い詰めても煩悶《はんもん》が増すばかりであり、心身の合理性には限界がある。理性より感情こそが重要であり、感情は境遇に応じて変化する。感情をありのままにして放置し、なすべきことをなせば症状は消えるのだ。

そこで思いついたのが、「絶対臥褥《がじょく》」という方法である。患者を薄暗い小部屋で寝かせておき、社会的な活動は一切させない。外界からの刺激を遮断し、感情をありのままに放置することで、次第に精神は安定を保つようになり、不安や恐怖の感情が急速に鎮静化する。

こうして、森田が四十代後半になる頃には森田療法の基本的な骨格ができあがっていた。

しかし、この頃より、腸結核の疑いで床に臥せるなど、再び深刻な病に苦しめられることになった。血便、高熱により、死を覚悟したとも言われている。また、大量の血痰を生じ、結核に対する死の恐怖も強かった。しかし、すでに森田療法の原理を会得していたため、ただ「死の恐怖」に震え、家で臥せっているだけでは、心身機能の退化を招くことを理解していた。息子と泳いだり、水遊びをするなど、積極的に行動し、没頭することで、恐怖の感情を解消しようとしたのである。

森田は心臓喘息によって六四歳で死去している。存命中は、精神分析を批判し（丸井清泰と論争）、森田療法の正当性を主張し続けたが、下田光造や高良《こうら》武久《たけひさ》など、一部の理解者を除けば無視され、強い影響力を持つには至らなかった。終生、病に苦しめられた森田だが、自らが見出した精神の原理により、「死の恐怖」とうまくつきあいながら、心身のバランスを保って生き抜いた生涯だったのかもしれない。

†神経質とヒポコンドリー性基調説

森田療法が主たる対象としているのは、対人恐怖症や不安神経症、強迫神経症、心気症など、心理的原因によって生じる種々の神経症であり、現在の診断名では、社交不安障害、パニック障害、全般性不安障害、強迫性障害といったものである。森田の場合は「神経質」という概念を使ってこれらの病を独自に分類しており、これは一般に「森田神経質」と呼ばれている。

森田によれば、「神経質」とは、もともと「神経衰弱」と呼ばれてきたもので、精神的努力の後の疲労増大、身体的な衰弱や消耗の持続的訴え、めまい、頭痛、睡眠障害、いらいら感、消化不良をともなう病であった。神経衰弱の原因については様々な説が存在していたが、森田によれば、決して神経の衰弱によるものではなく、普通の人にも起こる感覚、気分に対して、過度の執着を示し、誤解と迷妄を重ねた結果だと言う。それもある特殊な気質の人に起こるため、「神経質」と呼んだのである。

森田が神経質と呼ぶ病には、神経衰弱以外にもヒポコンドリー（心気症）や強迫観念など複数あり、いわば当時「神経症」と呼ばれていた疾病群の多くを含んでいるが、その中で神経衰弱症とほぼ同じ症状が見られるものは「普通神経質」とも呼んでいた。身体的な徴候や症状から「重い病気ではないか」という疑念、誤った解釈を抱くという点では、ヒポコンドリーも普通神経質に含まれる。

また、こうした些細なことを過度に気にし、誤った解釈に陥るという神経質的傾向は、心悸《しんき》亢進《こうしん》、四肢脱力発作、眩暈発作、卒倒感、不安発作、悪寒、痙攣《けいれん》などの症状をともなう場合もある。これは現在ではパニック障害と呼ばれるが、不安発作が中心であるため、森田は「発作性神経質」と名づけている。

さらに、ある感覚を過度に気にして病的異常とみなしてしまうと、これを感じまいという抵抗が生じ、これによって葛藤、強迫観念が生じることもある。煩悶の恐怖である強迫観念が中心となる神経質の病を森田は「強迫観念症」と呼んでいるが、現在の診断名では強迫性障害となるだろう。ただし、強迫性障害では強迫行為も含んでいるが、森田によれば、強迫行為は意志薄弱性から起きる衝動性の病であり、強迫観念と違って自己内省や病識を欠いているため、治療はより困難である。森田のいう強迫観念症は、赤面恐怖や高所恐怖など、いわゆる恐怖症と呼ばれていた病が中心なのである。

以上のような神経質の違いを、森田正馬は次のように述べている。

神経質の各症で違っているところは、普通神経衰弱症は表面上、すなわち意識的にはその苦痛をただ苦痛に感じているにとどまり、ヒポコンドリーはそれを恐怖して予期感動を起こすもので、強迫観念はさらにその恐怖を恐怖しないようにしようと恐怖するものだといえる。

（『神経質の本態と療法』）

神経衰弱症、ヒポコンドリー、強迫観念症などは、症状は違っても同じような気質、神経質的傾向から発生した「神経質」という病であり、病気の本態、基本は同じというわけである。そして、この神経質という病の根底にある気質、神経質的傾向のことを、森田は「ヒポコンドリー性基調」と名づけている。

神経質の患者は自分の恐怖や苦悩にのみ目を向けて、他人を顧みる余地がない。自己中心的で他人に同情できないし、他人を羨んで憂鬱になり、短気で、周囲と融和できないところがある。こうした神経質になりやすい素質がヒポコンドリー性基調であり、そこには師である呉秀三の考え方、つまりクレペリン流の素質論の影響を見ることができる。ただ、彼はドイツ精神医学を無批判に受け入れることはなく、独自の素質論を展開した。その基本的考え方はこうである。

人間の精神には「内向的」な気質と「外向的」な気質がある。精神の円満、活発な活動は、この精神の内向、外向の調和がとれてはじめて成立する。

外向的気質では、心が常に目的となる外界の対象に駆り立てられ、現実を追い、目的にはやることが多い。特に自己内省ができず、理性の抑制が薄弱で感情的な人は「感情過敏性素質」とも呼ばれ、ヒステリーになりやすい。また、自己内省がないだけでなく、感情も鈍いような人は「意志薄弱性素質」と言われ、衝動的な行動が目立つ。不良、濫費者、背徳者、犯罪者に多いのがこのタイプだ。

一方、内向的気質では、常に目的に対する自己の力と手段にばかりこだわり、神経質になりやすい。その傾向が顕著な「神経質性素質」では、自己内省が強いため、持て余した理性に煩わされ、自己中心的になりやすい。ただし、細かいことに気がつき、衝動的に行動しないという長所もあり、優れた仕事を残すことも多い。自らも神経質性素質であった森田正馬は、この素質のリスクを十分に自覚しながら、その優れた側面を見逃してはいなかった。

当時の精神医学では、神経質やヒステリーは環境による影響が原因と見られていた。精神分析の台頭がそうした考え方の中心にあったことは確かだろう。しかし、恐れや心配、悲観などは誰でも遭遇しているし、悲惨な境遇であっても心身に異常なく暮らしている人はたくさんいる。そのため森田正馬は、生まれつきの素質のほうが重要だと考えたのである。

ただ、親の職業、身分、知識、気質は、子どもの素質に対して大きな影響を及ぼすとも述べており、環境要因を否定しているわけではない。それに素質が原因とは言っても、病的な症状を素質と直結させるだけで満足しているわけではなく、症状が形成されるプロセスを、人間の精神一般の原理として考察している。

人間の精神の働き、作用の仕方には一定の法則があり、素質によって多少の違いはあっても、精神が作用する原理そのものは変わらない。森田正馬はこの原理への着目、洞察から出発し、心の病が発生するプロセスの原理を見出そうとした。では、そうした精神の作用する原理とはいかなるものなのであろうか？

†精神の交互作用

まず「精神交互作用説」について説明しよう。

森田によれば、「精神交互作用とは、われわれがある感覚に対して注意を集中すれば、その感覚は鋭敏になり、そうして鋭敏になった感覚はさらにそこに注意を固着させ、この感覚と注意が相まって交互に作用することによりその感覚をますます強大にする、そういう精神過程を名づけたものである」（『神経質の本態と療法』）。

緊張して汗が少し出てきたとしよう。汗が出たことが気になりはじめれば、そこに注意が集中し、さらに緊張感が高まってますます汗が出る。すると、どんどん気になって仕方がなくなり、さらに緊張してとめどなく汗が出る、という悪循環に陥る場合がある。「精神交互作用」

とは、ある感覚に対する注意の集中がますますその感覚を高め、その結果、さらにその感覚に注意が集中して感覚が高まる、という感覚と注意の交互作用のことなのだ。

こうした精神の働き自体は、多かれ少なかれ誰にでもあるものであり、決して精神疾患に特有なものではない。それは私たちが自分自身の経験を内省してみれば、誰でも了解できるはずであり、その意味で強い説得力がある。しかし、この誰にでも起こり得る精神交互作用が、生来の神経質的傾向（ヒポコンドリー性基調）によって過度に働き、悪循環に陥ると、心の病（ここでは「神経質」）になる。

神経質 ＝ ヒポコンドリー性基調 ＋ 精神交互作用

たとえば精神性心臓症では、何かの心配事から心悸亢進発作（動悸が激しくなる）が起きると、患者は恐怖に支配され、注意がそちらに集中して余計に不安になり、この注意と不安が交互に作用して心悸亢進はますます高まる。脈を確かめたり、自己を観察すればするほど、脈拍数は増加し、全身に拍動を感じるようになる。

強迫観念の場合も同じである。何かがきっかけで恥ずかしくなり、赤面したとすれば、日常の中で少しでも赤面しそうな機会を怖れるようになり、過度に赤面を気にして注意を向ければ向けるほど、ますます赤面するようになり、赤面恐怖になるだろう。あるいは、ばい菌が怖かったことがきっかけで、あらゆる物を怖れ、注意が向けられるようになれば、やはり注意と恐怖が交互に作用して過敏になり、恐怖は増幅し、ばい菌恐怖の強迫観念が生じてしまう。

したがって治療においては、患者の精神交互作用を何とかしなければならない。森田によれば、神経質の治療で必要なのは、ヒポコンドリー性基調に対する陶冶もしくは鍛錬と、精神交互作用に対する破壊もしくは除去なのである。

この考え方は精神分析への批判を含んでいる。フロイトは無意識にある観念を発見し、告白すれば治るというが、精神は固定した実体ではなく、内界と外界の間で相関的に流動変化するものであり、潜在意識という活動体が病気を起こすわけではない。問題は「いま、ここ」で起きている精神の作用であり、過去の事実を知る必要などないのである。

†森田理論の核心——〝思想の矛盾〟

精神交互作用はなぜ悪循環に陥ることがあるのだろうか?

森田が考えたのは、「精神の拮抗作用」というものであった。これは、ある感じ(欲望)が起これば、同時にこれと反対の心(抑制)、反対の観念が生じるという原理である。ほめられれば、後ろめたくなり、非難されると、反発の心が起こる。恐怖を起こせば、恐れまいとする気持ちが生じてしまうのだ。

これも誰にでも起こる精神の働きであり、拮抗作用が全く生じなければ、欲望を抑制することができず、衝動的に行為して生活破綻者になるかもしれない。しかし、精神の拮抗作用が強すぎれば、心の病になる可能性もある。過剰に抑制する心が自由を抑圧してしまうからだ。

また、強い拮抗作用は精神交互作用を引き起こし、強迫観念に発展することもある。「神を冒瀆してしまうかもしれない」という観念に支配された瀆神恐怖なども、「そうあってはならぬ」という拮抗心から起きている。普通の人は冒瀆的な観念が頭に浮かんでも、大抵は受け流し、忘れてしまうだろう。しかし、こうした観念を過度に怖れ、注意を向け続ければ、精神交互作用によって増幅し、強迫観念になるのである。

精神の拮抗作用は、事実と思考の矛盾の現われでもある。ある欲望が生じたなら、それは事実として動かし難いはずだ。ところが、精神の拮抗作用が生じ、頭では「そんなこと望んでいない」と考え、その欲望を否定したとすれば、事実に反する思考（思想）が生じていることになる。これを森田正馬は「思想の矛盾」と呼んでいるのだ。

「思想の矛盾」とは、「こうあるべき」と思うこと（思想）と、実際の結果（事実）が反対になり矛盾することであり、この矛盾は、思想によって事実を作ったり、無視したり、否定しようとするために起きる。

強いて忘却しよう、睡眠しようとあせったり、あるいは精神活動を抑圧しようとすれば、かえってますます精神の反抗作用を起こし、考慮の葛藤を生じて、その目的と反対の結果を来すようになるものである。これがすなわち自然と人為、目的と手段における思想の矛盾でなくて何であろう。(『神経質の本態と療法』)

思想をそのまま事実と信じて拘泥すると、矛盾に陥り、問題が生じるのである。それは、禅の「悪智《あくち》」、般若心経の「顚倒夢想《てんとうむそう》」と同じものだ、と森田は再三述べている。

赤面恐怖の例でいえば、赤面してしまった場合、赤面してはならないと感じ、赤面するはずはない、と考えて落ち着こうとすれば、ますます気になり、赤面してしまう。頭の中で赤面するという事実を否定することで、思想の矛盾を生じ、事態を悪化させているのだ。不潔恐怖なら、不潔を恐れてはいけない、気にする必要はないし平気なはずだ、と思えば思うほど、不潔が怖くなる。強いて忘却しようとすれば、思想の矛盾によって、ますます精神の反抗作用が強くなり、悪循環を引き起こすのだ。

このように、広い意味での強迫観念は誰にでもあるが、これが拡大すれば病的な強迫観念へ発展する。それは「思想の矛盾」の結果なのである。

†「あるがまま」に生きる

「思想の矛盾」を断ち切るには、一体どうすればよいのだろうか?

悪口を言われて侮辱を感じたことがあり、それ以来、くやしくて何も手につかなくなったとしよう。宗教や道徳によって、相手を許す工夫をしたり、罪を責めないようにしよう、忘れよう、と思うのだが、どうしても執着し、頭から離れない。恨みがあるのに、恨みを否定しようとする思想の矛盾が、事態をますます悪化させているのだ。しかし、恨みは恨みとして、その感情の事実を受け入れ、ただ恨んでいれば、こうした苦悩もやがては薄れ、消えてゆく。

これは「あるがまま」になりきる、ということでもある。恐怖は恐怖すればよいし、煩悶はそのまま煩悶する。怖いのに、「怖くない」と思い込もうとしたり、考えないようにすると、思想の矛盾に陥ってますます怖くなる。だから、怖いなら怖いと認め、「ああ自分は怖いんだな」と自覚し、感情の「あるがまま」を受け入れたほうがよい。それによって、「思想の矛盾を打破する」ことができるのである。

「あるがまま」になるということは、事実を変えようとあれこれ考えたり、策を弄したりせず、自然(事実)に服従する、ということである。客観的批判をせず、主観、体得(自然に身体が動く、気持ちが動く)にまかせる、という言い方もできる。

自己を客観的に観察しすぎて行動すると、かえって身体がうまく行動できなくなる。たとえば、顔を鏡に映して、その位置、形状を知るのは、自己を外界に投影した客観的批判であり、あまり意識しすぎると、髭を剃る自分の手さえも自由自在に動かなくなるだろう。車の運転などでも、過度に運転している自分を意識し、注意しすぎると、運転がぎこちなくなってしまう。

しかし、主観、体得に惑いはない。髭を剃るときも、車を運転するときも、身体が動くままにまかせたほうがうまくいくはずである。無論、身体の動きに注意をしないわけではないのだが、それは自覚されないし、意識されることなどほとんどない。森田はこれを「無意識的注意」と名づけている。

努力や自覚を感じない無意識的注意は、重大な刺激か能動的努力によって、自覚的な注意に変わることもある。このとき、注意が集中しすぎると、無意識的注意を失って不自然な運動になる。たとえば、杯を受ける時、手先が震え、杯を取り落すのは、注意が杯ではなく、自分の手に向かうためである。筆記するときでも、書いている内容ではなく、手のほうに注意が集中しすぎると、指の運動に不自然さを覚え、書痙を起こす場合もある。これは神経質の人間に多く見られる現象だ。

逆に無意識的注意に固着すれば、周囲を忘れ、自我を失ってしまう。自己への観察、注意が乏しいため、衝動的な行動も多くなるし、驚愕、憤怒が大きい場合には、意識の混濁さえ見られる。こちらはヒステリー患者が典型的で、神経質患者とは対照的である。ヒステリー的な衝動性を避けるには、適度な意識的注意、自己観察は必要だが、過剰になると神経質（心気症、社交恐怖障害、パニック障害、強迫性障害）になる、ということだろう。

したがって、神経質の治療には、精神の自然発動によって、適度な無意識的注意を自然に復帰させることが必要になる。それは、自然に逆らわず、自分の気持ちを素直に認め、受け入れるということであり、「あるがまま」に生きる、という言い方もできる。

「あるがまま」でいられないのは、事実としての自分を受け入れられず、「理想化された自分」に固執しているか、「あるがままの自分」では周囲に認められない、と考えているからであり、こうした「事実としての自分」の否定が「思想の矛盾」を生み出している。しかし、「あるがまま」の自分を受け入れれば、悪循環は断ち切られる。それは自然に任せるという意味では、一種の自然治癒でもあるのだ。

†〈気分本位〉と〈事実本位〉

無意識的注意を取り戻す方法としては、まず自己観察の余地をなくすことが必要である。自己観察にふけると、あるべき自己と現実の自己のギャップを感じ、注意の対象と自己批判の間で葛藤が起きるため、思想の矛盾、悪循環に陥ってしまうからだ。これに対しては、作業療法などにより、欲望が発動するままに仕事に向かわせれば、自己観察をする余地もなくなってくる。

症状に対しては、患者の注意をそこに集中させ、あるがままに苦痛させるほうがよい。そうすれば、注意は次第に無意識的注意の状態になって、その苦痛を感じなくなる。注意を集中すると、精神がそれと調和するようになり、気にならなくなるのだ。森田正馬はこれを「精神の調和作用」と呼んでいる。

たとえば森田はこんな例を挙げている。ブリキ屋が外で音を立てているとやかましく感じるが、自分がブリキを打つときはやかましくないし、ほとんど気にならない。自分で打つときは、強く弱く、早く遅く、適切に調和をとることができるが、他人だとそうはいかないので、注意が散乱され、心がかき乱される。しかし、自分との調子が合えば大丈夫なので、普通、人は自ら調子を合わせている。鼻歌を歌いながら読書したり、ラジオを聴きながら原稿を書いたりできるのだ。が、神経質や強迫観念の人は、それができない。ブリキ屋の音を聴かないように努力し、ますます状態が悪くなる。

このように、注意がそこに集中していれば、やがて精神がそれに調和し、無意識的注意の状態になる。逆に注意を逸らそうとすれば、かえって気になり、調和が乱れてしまう。「われわれの感覚、気分は外界に調和、適応することによって、臨機応変、その生活機能を完全に発揮することができるが、これに反抗、背離するときは、ますますその活動が不調和になり、種々の故障を生じ、ついには病的異常にまでも増進していくのである」（『神経質の本態と療法』）。結局、そのときの不快な気分にこだわり、その気分を何とかしようとすればするほど、ますますその不快な気分が気になり、かえって苦しくなる。このような人間のあり方を、森田は「気分本位」と呼び、心の病につながりやすい態度だと考えた。不安や恐怖といった不快な気分が生じたとき、そうした気分にあるという事実を否定し、もっと快適でよい状態でなければいけない、と考えれば、思想の矛盾に陥ってしまうのだ。

精神の調和を保つには、いま感じている事実を受け入れ、「あるがまま」に感じ、行動することが必要になる。蠅はうるさく、死は恐ろしい。どんなに不快であっても、その事実を受け入れるのだ。美味いものを食えば喜べばよいし、日々の結果に満足すればよい。これは「事実本位」の態度であり、不安や恐れが生じても、その事実を受け入れるべきだ、そう森田は言うのである。

不潔恐怖の患者は穢れることへの極度の不安を感じ、その気持ちにこだわるため（気分本位）、穢れることへの不安を感じている事実そのものが許せない。そのため、嫌な気持ちをなくそうとむやみに手を洗い、全身を洗い清めても気が済まない。思想の矛盾が精神の調和作用を乱し、精神の拮抗作用から精神の交互作用が生じ、悪循環に陥ってますます苦しくなる。しかし、も

恐怖症の発症と治療

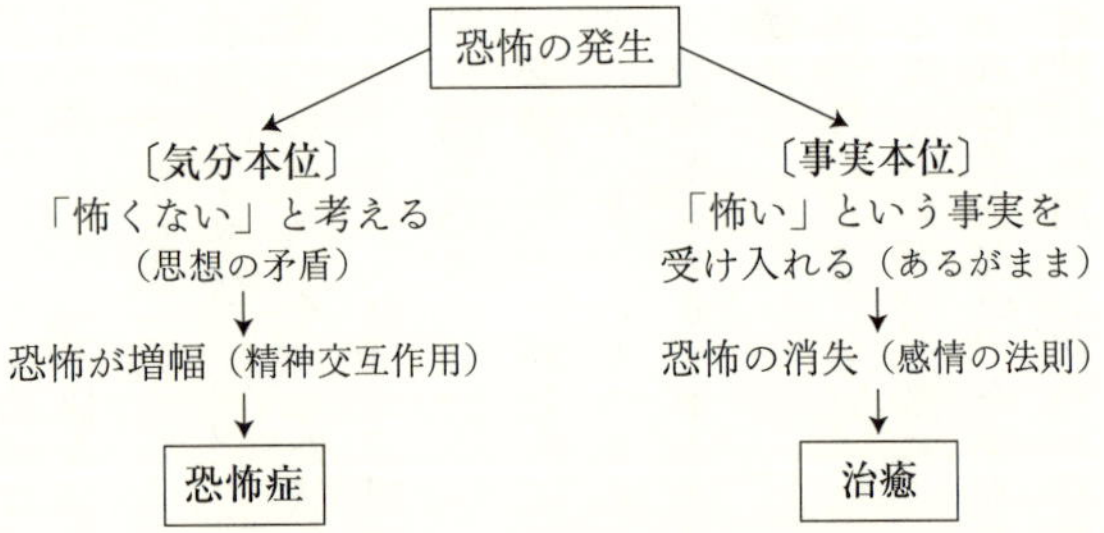

しこの患者が「気分本位」の態度を捨て、「事実本位」（あるがまま）でいられるなら、事態は必ず好転するだろう。「事実本位」であるということは、不安や恐怖を受け入れるのだから、当然、強い不安や恐怖を感じざるを得ない。しかし、そうした不安や恐怖はいつまでも続くわけではなく、やがて自然に消えてゆく。そこには誰にでも共通する「感情の法則」があるのだ。

森田正馬の「感情の法則」を整理すると、①感情はそのままに放っておけば、その経過は山形の曲線をなして消失する。苦痛、煩悶も堪え忍んでいればやがて消失するので、悲しい時には泣いて発散すればよい。②感情はその衝動を満足すれば、頓挫し消失する（飢えていても、食べれば苦痛は去る）。③感情は同一の感覚に慣れるにしたがって鈍くなる（常に叱責されれば馬耳東風になる）。④感情はその刺激が継続して起こるときと、注意をこれに集中するときに強くなる。喧嘩が次第に激烈になるのも、憤怒の刺激が継続して加わるためなのだ。最後に、⑤感情は新しい経験によって体得する。努力と成功の経験を反復すれば、成功による快楽を体得し、努力にともなう苦痛にも慣れるのである。

こうした「感情の法則」が示しているのは、不安や恐怖、苦痛、煩悶など、不快な感情が強くとも、一時的なものにすぎない、ということだ。逆にその気分にこだわり（気分本位）、その気分を否定すれば（思想の矛盾）、不快な感情はいつまでたっても消えず、むしろ悪循環によって増幅する。したがって、不快な感情を無理に否定せず、事実として受け入れれば（事実本位）、感情の法則によってやがては消え去るのである。

2 森田療法の実践

†森田療法の治療プロセス

以上、述べてきたような精神の働き、原理を応用した心理療法が森田療法であり、基本的には神経質の治療に焦点が当てられている。森田神経質が、今日の社交不安障害、パニック障害、強迫性障害、全般性不安障害などに当てはまるとすれば、かなり広範囲の心の病に適用可能な治療法と言えるだろう。
森田正馬は神経質の治療について次のように述べている。

私の神経質療法は、ヒポコンドリー性基調感情に対して陶冶、鍛錬療法を施し、その症状発展の事情である精神交互作用に対しては、私のいう思想の矛盾を打破し、右に述べた注意、感情の心理に従って、これを応用しようとするものである。そうしてこれは、常に患者をその実証、体得により、いわゆる自然に服従することを会得させようとするものであって、根本的な自然療法である。(『神経質の本態と療法』)

暗示療法やきっかけとなった過去の出来事は重視せず、現在の感情の動きにのみ焦点を当て、その感情を頭で否定せずに十分に感じることが必要になる。気分本位による「思想の矛盾」を避け、悪循環を防ぐことが必要であり、「あるがまま」(自然)に感情を受け入れれば、やがて「感情の法則」によって不快な感情は消えてゆく。その意味で、自然に従う自然療法、体験療法なのである。
具体的には、主として入院治療が中心となり、次の四つの時期に分けられる。

第一期　臥褥療法

患者を隔離し、面会、談話、読書、喫煙、その他気を紛らすことはすべて禁じ、絶対臥褥（床に就き、寝ている状態）を命じる（四日〜一週間）。

⇓　苦痛、煩悶は安静にして放っておけば、感情の自然経過によって消失する。

⇓　煩悶即解脱《げだつ》（臥褥中の煩悶は、苦痛が激しいからこそ、すぐに苦痛の極に達して自然に雲散霧消し、急に精神の爽快を覚える）の心境を体得。

⇓　［四日目］無聊《ぶりょう》（退屈）を感じるようになり、活動したいという欲望が起きて、活動できないことに苦痛を感じる（無聊期）。

第二期　軽い作業療法

臥褥時間を七、八時間に制限し、昼間は戸外に出て空気と日光に触れ、夕食後は日記（患者の状態を知るため）を書かせる。気を紛らせることは禁じ、不快感はあるがまま持ちこたえさせ、軽い掃除や植物観察などをやらせる。

⇓　［二日目］夜間は作業室で楊枝削り、雑巾刺し、袋貼りなど、思い思いにありあわせの夜業をする（臥褥時間以外は休まない）。

⇓　［三、四日目］箒を持ち、雑巾がけ程度の作業を許し、その後、徐々に筋肉労働も許す（次第に活動が盛んになり、予期感情を離れ、作業そのものを楽しむようになる）。

⇒　頭痛、朦朧《もうろう》観、倦怠、胃のアトニー、便秘がなくなる。

（＊神経質患者は何をするにも仕事の見積もりに時間を費やし、大げさに考え、仕事の結果ばかり過剰に気にしてしまうため、仕事の結末が予期できないような作業がよい）

第三期　重い作業療法

薪割り、畑仕事、穴掘りなど、なるべく労働的なことを何でも選ばずにやらせる。患者を指導し、作業に対する持久忍耐力を養成して自信を得るとともに、仕事に対する成功の喜びを繰り返し体験させて、勇気を養う。神経質者は自分の行為に対して、過大な価値を得ようとする欲望が強いため、何事に対してもつねに強い予期不安がある。そこで、仕事の結果や価値を気にせず、興味を持って自ら工夫し、努力することが必要になる。それでこそ、自信と勇気を体得できる。

第四期　複雑な実際生活期

興味、執着を破壊し、読書、外出を許すなど、外界の変化に順応することを訓練する（実生活に帰るための準備）。――①読書は実際的、科学的なもの（娯楽、哲学、文芸以外）を、時を選ばず（仕事の合間など）、理解し記憶しようとせず、何回も反復して黙読する（⇓　このやり方で予期感情を封じる）。②外出は買物などの必要時のみで、散歩は許さない。

以上のように、森田は入院を前提にした治療法をかなり綿密に組み立てているが、無論、必ず入院が必要というわけではない。外来治療で治す場合もあるし、自分の著書を読み、理解するだけでよくなったケースもある、と森田は述べている。重要なのは、人間の精神の働きについての原理を理解し、思想の矛盾に陥らず、「あるがまま」に生きることなのである。

†神経質の治療法

ここでもう一度、神経質が生じる原因について、森田正馬の文章で確認しておこう。

神経質はすべて精神的な予期恐怖から起こるもので、身体的な不快苦痛、能率減損、病の増進を恐れては、頭痛持ちとか普通の神経衰弱になり、さほど苦痛があるのではないが、何かにつけて一般に病にかかることを恐れてヒポコンドリーになり、急激の死とか卒倒とか苦悩とかを恐れては、発作性神経症の形となって現われてくる。さらに強迫観念は、直接に生命には関係ないが、前に定義を挙げたように、自分の感じや思想が自分の心の安寧を妨げ、生活に障害を及ぼすことを恐れるために起こるものである。（『神経衰弱と強迫観念の根治法』）

このように、強迫観念も神経衰弱症と同じ病的心理から起こるのだが、神経衰弱では恐怖のために起こるとは知らず、自分の苦痛や病的異常に執着し心配するのに対し、強迫観念は自らの恐怖を知り、馬鹿げたことだと自覚しているが、その恐怖を恐怖すまいと反抗するために起こる。

どちらも森田療法（四〇日以内の入院療法）で全治するはずであり、従来の治療法は目先の姑息療法にすぎない。苦痛を減じるために鎮静剤を与えても、頭がぼんやりして心身の抵抗力が失われ、阿片を使えば身体の障害をともなう。電気療法、催眠術、気合い術なども見当違いで、治るはずはない。このように、森田正馬は当時の治療法を厳しく批判しつつ、私の著書や論文に少しは耳を傾けてほしいものだ、と述べている。

以下、森田療法の理論を具体例に沿って見ていくが、まず普通神経質（神経衰弱、ヒポコンドリー）の治療について考えてみよう。

たとえば、ある機会に心臓麻痺を恐れはじめたとすれば、何かにつけて心悸亢進を感じるようになる。しかも、脈が早くなったと思えば思うほど、脈拍が多くなり、恐怖にとらわれる。これは、注意が深くなるほど感覚が鋭敏になり、ますます注意が向けられる、という精神交互作用があるからだ。しかし、苦痛、恐怖に対して、苦痛を忘れよ、心配するな、といっても無駄なことだ。心配を心配しないように心配して、心を取り乱し、葛藤、煩悶は増すばかりである。

したがって、治療の主眼は「あるがままでよい、あるがままよりほかに仕方がない」という考え方を中心に据え、苦悩を紛らせるのではなく、あるがまま苦悩し、苦悩の去る時を待てばよい。恐怖や心配を避けようとしなければ、その不快な感情は時間がたてば消滅し、葛藤はなくなっていくはずだ。自己を過剰に意識する気質が原因なので、自己を観察する暇がないように、気の向いたことをする、という手もある。森田によれば、神経の病に催眠術、電気療法、注射療法、祈禱などは不要であり、すべての療法は、生命の活力による自然療法の補助をなすに止まるべきなのだ。

次に発作性神経症（パニック障害）だが、これも普通神経質と基本は変わらない。

ある女性（六九歳）は、一〇年前から胃痙攣に悩み、発作性神経症があることに悩んでいた。日に一、二回の発作があり、特に夕方六時頃に生じやすい。そこで森田は、この患者を入院させ、まず発作の状況を見る必要がある、と説明し、六時までになるべく強く発作を起こすよう促した。発作で苦しんでいる患者に対して、「発作を起こしてみてくれ」と要求するのだから、奇妙に思えるかもしれない。しかし、患者が実際に発作を試みようとすると、発作は途中まで起こりかけるのだが、すぐに止んでしまい、なかなか発作は起こらない。何度試みてもそうなのだ。結局、この患者に発作は起こらなくなり、入院一二日で全治し、退院している。

このように、発作性神経症の治療においては、臥褥するとき、発作が起こりやすいように横になったままの姿勢で、自らその発作を起こし、その位置のままで苦痛を忍耐し、発作の起こり方から全経過を詳細に観察するように指示する。すると、患者は発作を起こすことができず、すぐに眠りに入ってしまう。発作が起きることを覚悟し、「発作が起こりはしないか」という疑念、予期不安がなくなるからだ。

もうひとつ、森田が治療した神経質の実例を挙げよう。

その患者は二二歳の学生で、身体的な異常はないが、脈が過敏で、感情の変化により脈数が変化する、と訴えていた。当人が書いた経歴文書によれば、幼い頃にパラチフスに罹《かか》り、小学六年の頃、神経衰弱と言われている。一七歳で慶応予科に入学し、間もなく心悸亢進を起こし、二カ月入院したらしいが、「その頃から神経質も高ぶっていたかも」と記されている。入学後は憂鬱になり、将来の目的に悩んでいたようだ。そして二一歳の夏、義母が亡くなり、死の恐怖に襲われるようになったという。赤面恐怖にもなり、年長の人と話をすると動悸がして、学校で本を読まされると赤面し、声が震えるようになった。そこで、帝大の神経科で診察してもらったら、気を紛らせるように言われたが、やめてしまったらしい。

この詳細な経歴文書について、森田正馬はこうコメントしている。どうやら、患者は詳細に書かなければ医者が誤診する、と思っているらしい。患者は自己中心的で、他人の対応にいつも不満足で、自己内省に執着している。このような患者に対して、帝大の神経科では「何も考えずにいろ」という無理な注文をしている。

先にも述べたとおり、発作に対して「発作のことは気にするな」というのは逆効果であり、発作の事実を否定すれば「思想の矛盾」となり、精神交互作用によって悪循環に陥ってしまい、発作は強くなる。この場合は、事実を受け入れ、あるがままに「発作せよ」と指示したほうが、発作はなくなるのである。

†強迫観念の治療法

ある感じまたは考えに対する不快感を抱いたとき、感じまい、考えまいとする反抗心によって、なおさら嫌な感じや考えが起こる場合、この否定しようとしてもつきまとう考えが強迫観念である。

苦痛や欲望、否定できない事実に対して、頭で否定したり、何とかできると思い込み、思考でこれを支配しようと努力する。「思想の矛盾」から不毛な努力を重ねた結果、ますます葛藤、煩悶が強くなり、苦しみが増してしまうのだ。

たとえば、自分の鼻が目について、読書するにも目障りになり、見ないように、気にしないようにすればするほど、気がかりになり、不安になり、何も手につかなくなる人がいる（鼻尖恐怖）。仏像を破壊すれば気持ちよくなるだろうと想像したり、自分が親を殺すようにならないか恐れるなど、神聖なものを冒瀆するような観念を恐れ、頭から振り払おうとして、ますます悪循環に陥る人もいる（瀆神恐怖）。

時代を感じさせるものとしては、森田正馬の患者に「鰹節《かつおぶし》恐怖」の例もある。この患者は、生臭いもの、特に魚がきらいになり、魚から連想して、鰹節が不潔と思うようになった。馬鹿馬鹿しいと思い、忘れようとすればするほど、気になり、明けても暮れても鰹節のことばかりが気がかりで、井戸水も、誰かが鰹節に触った手で汲まれたのではないかと思うと、もうそれだけで飲めなくなる。

強迫観念は、恐怖心が襲ってくるのではないかと予期し、恐怖を恐怖すまいと努力することで起きるため、恐怖を否定したり、忘れようとしてはならない、と教えることが必要である。「恐怖に打ち勝て」「そんな考えをするな」と指導するのは逆効果であり、かえって恐怖を強め、強迫観念を強化してしまうだろう。むしろ恐怖を「あるがまま」に受け入れ、「恐怖せよ」と言うのである。そうすれば、「思想の矛盾」が生じることはなく、予期恐怖に怯えることもない。

これは、患者の苦痛とする事柄に対して、注意を逸らそうとするのではなく、積極的に注意を固定、集中させる方法でもある。

たとえば、耳鳴患者には耳鳴に注意を集中させ、鼻尖恐怖の患者には、つねに鼻に注意を集中させればよい。気になるのに、注意を逸らそうとすれば、「思想の矛盾」に陥り、ますます強迫観念は強くなる。また、先にも述べたように、心悸亢進発作の患者には、発作を起こすような境遇に置き、発作の状況を自ら見つめ、精細に観察させるようにする。「あるがまま」にまかせ、自然に感じるようすれば、症状は消え去ってゆくのである。

このように、恐怖を避けようとするのではなく、あえて恐怖している対象に注意を向け、恐怖を感じるように仕向けることを、森田は「恐怖突入」とも呼んでいる。恐怖を否定せず、受け入れ、あるがままに恐怖を感じていれば、感情の法則にしたがって、やがて恐怖は消えてゆく。

ただ「恐怖せよ」と言われて簡単にできるものではないし、自分独りで恐怖に突入することはできないため、医師の強い信念、励ましが必要になる。そして、こうした感情への注目、体験の後に、患者が理解し得る程度を考慮しながら、考えの間違いを論理的に説得すれば、患者の心機を一転させることができる。これは「説得療法」とも言うが、最初から使えるわけではなく、まず実行体得こそが先決なのである。

以上のように、強迫観念の治療は神経質の治療と同様、恐怖や苦痛に対して、いたずらに否定せず、「あるがまま」に受け入れ、感じることで、その恐怖や苦痛を緩和しようとする。そうすれば、やがて自然な本来の欲望が生じ、そうした自然に沿った行動、生き方に立ち返ることができる。

要するに神経質もしくは強迫観念の治療法は、一方にはその恐怖または苦痛に対する態度と、一方にはその自己が本来に具有する欲望の自然の発動をうながして、苦痛と欲望との調和の心境を会得させ、自己の現在の境遇、降りかかる運命に対して、絶対服従の心境を会得させるところにある。(『神経衰弱と強迫観念の根治法』)

この自然への絶対服従の心境とは、過度な自己観察をせず、自己を没却するという意味では、仏教の解脱、無我の境地にも近い状態だと言えるかもしれない。森田はこうも述べている。神経衰弱や強迫観念症は、悟りを開き、正しい人生観を得るには都合がよい。入院療法では、多くの患者が悟りの境地に達し、神経質の症状に悩まされたことに感謝しているし、白隠《はくいん》禅師も釈迦も、もとは激しい神経衰弱であったが、後に悟りを開いている、と。

これは、自分を正しく、ありのままに認める、ということでもある。森田はこれを「自覚」と呼び、「自覚を得るには自分の本性を正しく深く細密に観察し認識しさえすればよい」(『自覚と悟りへの道』）と述べている。自覚が足りないと強迫観念にとらわれるため、事実のあるがままを認め、自然に服従し、境遇に従順であればよいのである。

3　森田正馬の人間論

†生の欲望と死の恐怖

森田正馬の病理論、治療論の背景にあるのは、「生の欲望」と「死の恐怖」を根幹とする人間論である。この「生の欲望」と「死の恐怖」は相対的なものであり、「生の欲望」がなければ「死の恐怖」もないし、「生の欲望」が大きいほど「死の恐怖」も大きくなる。人間の行動は欲望と恐怖の相対的関係によって定まるのであり、神経質の症状も、結局は「生きたい」「発展したい」という欲望が強いからこそ起きている。

私どものもっとも根本的な恐怖は〝死の恐怖〟でありまして、それを表から見れば〝生きたい〟という欲望であります。さらにその上に私どもは、よりよく生きたい、人に軽蔑されたくない、えらい人になりたいというような向上欲に発展し、複雑きわまりないさまざまの欲望となるのであります。(『自覚と悟りへの道』)

森田によれば、「生の欲望」とは自己保存欲、生殖欲、種族保存欲などを含んでおり、これは幼児期にはまだ見られず、児童期になって目立つようになり、気分の変わりやすさ、感情表現の豊かさ、単純で粗雑な態度として現われる。

一七歳から二〇歳にかけては、生殖欲も強くなり、「生の欲望」は最も盛んになるが、同時に「死の恐怖」も増大する。このため、精神の葛藤を起こして苦悶するようになり、ヒステリー、神経質が起こりやすい。神経質性素質の人は、欲望と恐怖の間の葛藤から神経質になるだろうし、感情過敏性素質の人は、急激な感動からヒステリーになるだろう。さらに、意志薄弱性素質の人であれば、冒険や突飛なことをやったり、死を恐れず、犯罪に走る場合もある。これは、「生の欲望」も「死の恐怖」も少ないため、精神の葛藤がないのである。

三〇歳から四〇歳にかけては、子どもが生まれ、種族保存欲も加わり、欲望は拡張する。子どもへの愛のために自己の欲望と恐怖は後回しにし、隣人社会のための行動にも及ぶのだ。しかし、五〇歳から六〇歳にかけて活力は減退し、生の欲望も乏しくなる。それ以降は、衝動を失い、思想判断もなくなり、「生の欲望」も「死の恐怖」も徐々に消滅する。

こうした「生の欲望」の発展において、現代社会では「純な生の欲望」が見失われてしまいやすい、と森田は言う。たとえば、自動車が欲しい、美人を得たい、といった欲望は、想像的なものであって、「純な欲望」とは言えない。それはイメージのなかで膨らんだ欲望にすぎず、自然に感じた欲望ではないからだ。無論、こうした欲望は文化を発展させる面もあるのだが、これに執着すると、背徳的、反社会的な行動となりやすい。このため、欲望を努力して調節し、社会と個人の調和を考慮しなければならなくなる。

では、自然に発する「純な欲望」とは何か？

これは社会から隔離され、孤独な境遇に身を置いてはじめて気づく欲望であり、文化生活における誘惑の中ではなかなか認めることができない。文化に規定された「生の欲望」の増大が「死の恐怖」を強め、「思想の矛盾」や葛藤を生み、本来の「純な欲望」が育たないか、見失われてしまうのだ。「純な欲望」が生まれるためには、「あるがまま」に身を委ねるより他にない。まず、苦痛、恐怖はそのまま苦痛恐怖させて、思想の矛盾の起こる余地のないようにする。苦痛になりきって、はじめてその苦痛を超えて、本来の欲望が発展してくるのである。

先に触れた森田療法が、こうした原理を基盤にしていることは言うまでもない。

人はいつまでも寝ていると、やがて退屈に耐えられなくなり、数日後には活動の欲望が高まってくる。そこで、寝床を出て、日光と空気の中で庭に立てば、自然に何かに手を出すはずである。庭の掃除、植木の世話・観察、蟻の穴の追求、カナリヤの籠の水替えなど、いろんなことを「したい」と感じることだろう。そこには、予期、価値判断、義務責任感などはない。生活手段や愛のためではなく、社会奉仕の目的でもないし、損得も考えていない。余計なことをあれこれ考えないので、「思想の矛盾」から起こる迷いもない。ただ自然に「したい」と感じること、まさしくこのような欲望こそ「純な欲望」なのである。

森田療法の入院治療において、絶対臥褥によって苦悩や恐怖が去った後、退屈になり、何かしたい気持ちが芽生えてきた頃に軽度の作業療法を行なうのは、新たにめばえた「純な欲望」に従って、あるがまま、自然に行動できるよう促すためなのだ。

†森田理論の問題点

さて、ここまで森田正馬の理論について、森田自身の著書に沿ってできるだけ正確な解説を試みてきた。森田療法について知りたい読者にとっては、ここまでで大体の概要はつかめたのではないかと思う。ここからは少し筆者の批判と評価したい点を述べておきたいと思う。

森田療法を全体として見たとき、やはり関係性の観点がないことが気になる。著書には患者と治療者の関係性についてほとんど触れられていないし、症例報告を見る限りでも、治療者である森田正馬が患者の考えの歪みを指摘し、指導するというスタンスで、やや権威的にも感じる。もっとも、医師の権威が強かった明治・大正という時代背景を考えれば、医師がこのような態度でも信頼関係は築けたであろうし、実際、森田正馬は患者からかなり慕われ、信頼が厚かったとも言われている。

とはいえ、神経症の本質は対人関係と深い関係にある、という意識が希薄であることは間違いない。問題の原因をヒポコンドリー性基調と性格傾向に還元し、人間関係(特に親子関係)に問題はなかったか、という関係性への視点が見られないのである。

これは森田の人間観にも深く関わっている。森田正馬は「生の欲望」と「死の恐怖」を中心に人間の存在を考えているが、人に認められたい、愛を失いたくない、自己価値を維持したい、といった自我の欲望、承認不安なども人間のありようを大きく規定していると私は思う。森田の「生の欲望」にも承認や自己価値への欲望は含まれているが、そこに焦点を当てていないため、他者との関係性の問題はあまり論じられていない。しかし、承認や自己価値への欲望と不安は他者との関係性に起因するものであり、関係性への視点は欠かせないはずである。

したがって、治療においても関係性の歪みを理解することが重要であり、さらには、治療者との関係性のなかで承認不安を払拭するような体験そのものが治療効果を発揮すると考えられる。「あるがまま」であるためには、「あるがままの自分」を受け入れてくれる存在が必要なのである。それでこそ、関係性、承認への欲望を持った自己への気づき(=自己了解)が生じる可能性は高くなる。そして自己了解が生じれば、欲望を自覚し、自ら行為を納得の上で判断することができるのだ。

森田は、恐怖や苦悶を感じつくした後に、「純な欲望」が自然に出てくると論じているが、自らの恐怖を感じることで、恐怖・苦悶を感じている自分を自覚し、自己了解が生じるからこそ、本当は自分がどうしたいのか、そうした欲望に気づかされるのではないだろうか。治療者との信頼関係において、治療者に承認されている安心感の中でこそ、自己了解は生じ得る。それこそが治療効果をもたらしているのではないか。私にはそう思えるのである。

†自己観察と自己了解

ここで疑問を感じる人もいるだろう。自己了解、自己への気づきを重視することは、森田が禁じた自己観察を促すことになり、その結果、悪循環を生むことになりはしないか、と。

なるほど、森田正馬は過剰な自己観察こそが精神交互作用を引き起こし、神経症の症状、強迫観念を生み出すと述べている。人は何かをするとき、それをしている自己を意識しすぎると、その行為は失敗しやすいものである。だから失敗しないためには、あまり自己を観察したり、意識したりせず、その行為のことだけを考え、没頭したほうがよい、というわけだ。

これはロゴセラピーの創始者であるフランクルが「自己超越」と呼んだ状態でもある。フランクルによれば、自己を忘れ、行為や他者に没頭できることは、自己超越と呼ぶことのできる人間の重要な存在様式であり、意味のある生を実現するためには欠かせない。この実現にともなってはじめて、自己の存在価値の実感、自己実現、よろこびが生じるのであり、最初から自己への評価ばかりを気にし過ぎれば、意味の充足感は得られないし、かえって失敗しやすくなる。

したがって、フランクルのロゴセラピーでは、過度の自己への注意（自己観察）に陥らないために、自己観察をやめるように促す「反省除去」という方法を用いている。これは森田が自己観察を批判したことと基本的には同じ考えに基づいている。さらにフランクルは、症状を起こさせるように促す「逆説志向」という技法も開発しているが、これも森田の方法と同じであり、赤面恐怖患者に対して赤面するように促すやり方と変わらない。

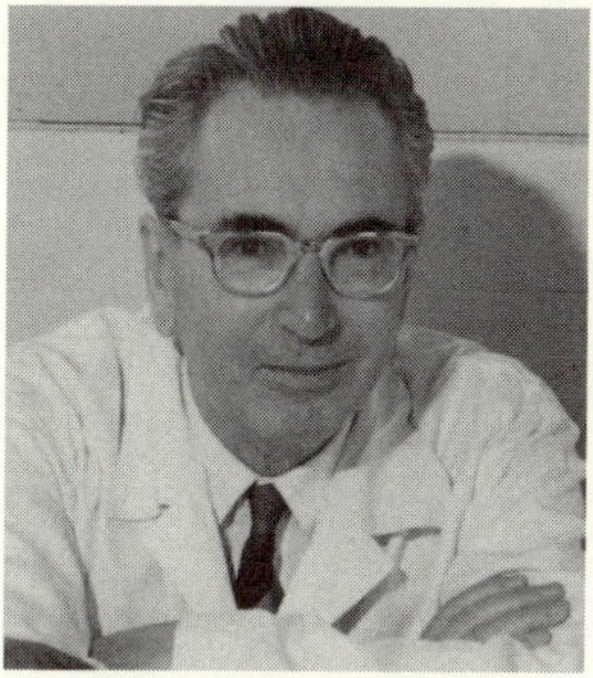

ヴィクトール・フランクル
（写真：Prof. Dr. Franz Vesely, 1965, CC-BY-SA-3.0-DE）

これらの技法が大変有効であることは間違いないだろう。私自身、緊張したときなどに、緊張している自分を意識すればするほど、動機は早まり、ますます緊張感が高まるが、自分の状態を考えることを止め、目の前の作業に没頭してみると、意外なほど落ち着いた経験が何度かある。この方法は人間の精神の働きの本質を捉えた、非常に優れた技法のひとつなのだ。

しかし、だからといってすべての自己観察が害悪であるとは言えない。むしろ自己を冷静に見つめ、観察し、自己理解をすることは、大きな治療効果があるはずであり、森田やフランクルが否定している自己観察を、こうした冷静な自己省察、自己理解と混同してはならない。

まずいのは、あくまで行為をしている最中における自己注視であり、過剰な自意識なのである。これに対して、そうした行為をしていないとき、冷静に自己を見つめ直す作業はやはり有効だと言える。森田療法にしても、精神交互作用によって悪循環に陥っている自己に気づかなければ、この悪循環は断ち切ることができない。必要なのは、行為を離れた際におけるメタレベルでの自己への気づきであり、そのためには治療者との関係性が大きな役割を果たすように思えるのである。

†森田療法の可能性

以上の批判は、しかし森田正馬の大きな功績を揺るがすものではない。総合的に評価するなら、森田の理論は日本の精神医学史上、特筆すべきものであり、世界の著名な心理臨床の諸理論と比べても、決して引けを取らないものである。

まず人間の精神の働きに関する洞察には、実に驚嘆すべきものがある。ある感覚に対して注意を集中すれば、その感覚は鋭敏になってさらに注意を固着させ、この感覚を強大にする、という「精神交互作用」も、不安や恐怖があるのに「不安はないはずだ」「恐れなどない」などと矛盾したことを考え、否定しようとする「思想の矛盾」も、私たちが自分自身の経験を内省することで、ただちに確かめることができる。それは神経症の人間にかぎらず、確かに誰にでも起こり得るのだ。

これは森田正馬が自分自身の内面における心の動きに注意を向け、その経験を内省した上で取り出した考え方に違いない。このことは、一見、研究者の主観を排する自然科学的な見方とは相反するように見えるかもしれない。しかし、人間の内面を対象とする人間科学においては、研究者自身が自らの主観に尋ねることも必要であり、大きな洞察をもたらし得る。それでこそ、同じような経験を持つ私たちが理解できるのであり、共通了解ができるという意味での一般性のある理論が生まれてくるのである。

こうした精神の働きの原理に則って作られた森田療法は、当然、有効性を発揮し得るはずであり、事実、その成果は多くの実績が物語っている。やり方はフランクルのロゴセラピーに近い面もあるが、しかし森田がこの理論を発表したのはフランクルよりも前であり、日本ではまだ精神医学が未成熟な段階にあった大正時代なのだから、実に驚くべきことと言えよう。

以上のように、「生の欲望」と「死の恐怖」が人間のあり方を大きく規定していることに異論はないが、人間は自己価値への承認を、生の意味を求める存在であり、このことについての言及が森田にはないため、人間論としては不十分な印象を受けざるを得ない。人間の本来的な欲望である「純な欲望」にしても、人間関係における承認や自己価値と関わらないものであるため、やや理想化された人間のあり方のようにも見える。何より、関係論の視点が心理臨床においてはとても重要なものだと思うのである。

とはいえ、森田正馬の理論が一貫した人間論に貫かれていることは、やはり高く評価すべきだろう。昨今の精神医学、心理臨床の世界は、原因を脳や素質にすべて還元し、症状に対するマニュアル的な対処法が一般化し、人間論が希薄な傾向が顕著になっている。

しかし、歴史をふり返ってみれば、優れた心の治療者、理論家たちは、自らの内面を見つめ直し、そこにある精神の働きから、深い人間論を導き出している。それは日本においても同じであり、森田正馬こそは、この意味での先駆者なのである。

参考文献

森田正馬『新版　神経質の本態と療法――森田療法を理解する必読の原典』白揚社、二〇〇四年

森田正馬『新版　神経衰弱と強迫観念の根治法』白揚社、二〇〇八年
森田正馬『新版　自覚と悟りへの道――神経質に悩む人のために』白揚社、二〇〇七年
森田正馬『新版　生の欲望――あなたの生き方が見えてくる』白揚社、二〇〇七年
森田正馬『対人恐怖の治し方』白揚社、一九九八年
渡辺利夫『神経症の時代――わが内なる森田正馬』TBSブリタニカ、一九九六年
岩井寛『森田療法』講談社（講談社現代新書）、一九八六年
ヴィクトール・フランクル『意味による癒し――ロゴセラピー入門』（山田邦男監訳）春秋社、二〇〇四年

第 2 章

土居健郎

――「甘え」理論と精神分析

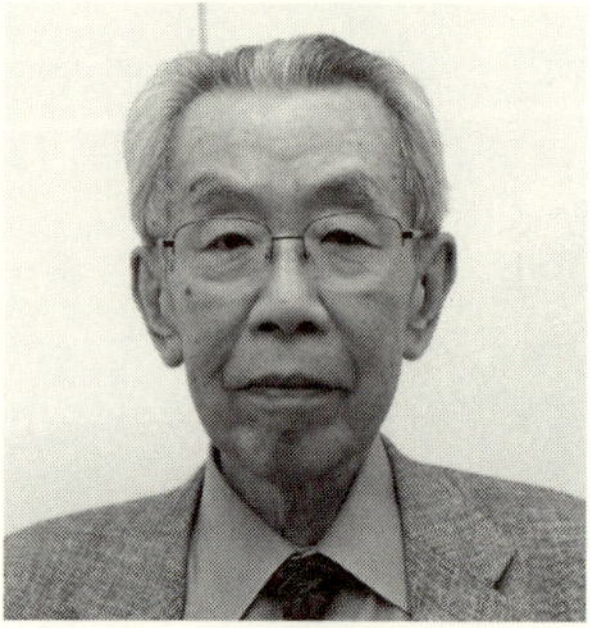

土居健郎
（どい・たけお）

東京生まれ（1920-2009）。精神科医、精神分析家。東京帝国大学医学部を卒業後、陸軍軍医（内科）となる。戦後、精神科医に転向し、聖路加国際病院精神科医長を務めたのち、東京大学医学部教授、国際基督教大学教授、国立精神衛生研究所所長等を歴任。心の病を「甘え」の観点から読み解いた理論は海外でも高く評価され、日本の精神病理学、精神分析学を牽引。著書『「甘え」の構造』はベストセラーとなり、世界中に翻訳されている。

（写真：共同通信社）

1　精神療法と精神分析

†「甘え」理論はいかにして生まれたか？

土居健郎の名前を聞いて、一九七〇年代にベストセラーとなった『「甘え」の構造』を思い出す人は少なくないだろう。それゆえ一般的には、「甘え」の観点で日本文化をわかりやすく論じた精神科医、という印象が強いに違いない。しかし、「甘え」理論が海外でも高く評価され、土居健郎が日本の精神分析、精神病理学を牽引してきた重鎮の一人であることは、意外と知られていないかもしれない。

そもそも土居の甘え理論は単なる日本文化論などではない。土居自身が心理臨床の現場のなかで、患者との治療関係に着目し、自らの内面にも注視し続け、洞察して編み上げた、きわめて説得力のある精神病理論、心理的治療論なのである。そこには彼の渡米体験が深く関わっている。

一九二〇年生まれの土居健郎は、東京帝国大学医学部を卒業し、まず陸軍軍医となった。第二次世界大戦後は聖路加病院の内科に勤務し、患者に神経症的な訴えが多いことから関係文献を読むようになり、このことがきっかけで内科医から精神科医へ転向している。その後、アメリカのメニンガー精神医学校に留学するのだが、この留学は土居健郎に大きなカルチャーショックをもたらした。アメリカと日本の文化の違いに衝撃を受け、日本人の行動様式に顕著なものとして、「甘え」の重要性に気づかされたのである。

帰国後、土居は「甘え」「自分」「オモテとウラ」「馴染む」「勘」といった言葉の研究から、精神病理を読み解くだけでなく、日常的な日本語による臨床実践の可能性を追求しはじめた。

精神医学の専門語は翻訳語で占められ、日常語とかけ離れているため、そのままでは患者に通じない。また、専門語では感情が入らず、話し手は後景に退き、画一的になりやすい。これに対して、日常語は話し手の意図や気持ちが反映する（感情が入る）ため、患者も理解しやすいし、治療関係におけるコミュニケーションもスムーズになる。また土居は、日本語でものを考えない限り、本当の意味での日本の精神医学は成立しない、と考えていた。他国語に翻訳できない言葉から出発しても、普遍的な学問はできる、そう信じていたのである。

こうした研究をとおして、本場の精神分析を経験したい、もう一度渡米したい、と考えるようになるのだが、チャンスは思いがけずにやってきた。一九六一年、太平洋学術会議で「甘え」についてはじめて発表し、同年、アメリカの国立精神衛生研究所に招かれたのだ。こうして、再びアメリカの地を踏んだ土居は、新たな発見をする。アメリカの精神科医は患者がもがいている状態に対して鈍感ではないか、患者の隠れた甘えを感じとっていないのではないか、そう感じられたのだ。

そこで土居は、甘えの観点からアメリカの精神療法の実情を批判的に考察した。精神分析、精神療法の前提である「自立」の基準は、患者の到達目標としてはよいが、治療過程の指導原理とはならない。むしろ治療者が無反省に「自立」に準拠すれば、患者の気持ちを汲み取れず、患者を無力な状態に放置してしまう危険性がある。

しかし、彼はアメリカで孤立し、精神的危機に陥ってしまった。そして一年後に帰国したのだが、この絶体絶命の危機によって「甘え」のことが身にしみてわかり、「甘え」理論を構築できた、と本人は後に述べている。

一九七一年、東京大学医学部の教授となった土居は、『「甘え」の構造』を刊行し、大きな話題を呼ぶことになる。この本は各国に翻訳され、土居健郎の名を国際社会にも知らしめることになった。その後の土居健郎は、日本を代表する精神分析医として活躍し、二〇〇九年に死去するまで、絶えず精神分析と精神医学の第一線で活躍し続けたのである。

†精神療法（精神分析）の目的

土居健郎が最初に本格的な治療論を明らかにしたのは、一九六一年に刊行された『精神療法と精神分析』である。すでに「甘え」についても研究を始めていたが、この著作にはまだ甘え理論はほとんど出てこない。「甘え」の重要性について触れてはいるが、「甘え」の概念が治療論のキーワードとして明確に理論化されるのは、もっと後年の治療論においてである。

だからといって、『精神療法と精神分析』が未完成な治療論というわけではない。私が読んだところでは、すでに土居の治療に対する重要な観点は出揃っており、むしろ彼の代表作と呼んでも差し支えがないほどの出来栄えだ。なぜそう言えるのか、まずはこの著作を読み解くことから始めよう。

土居健郎によれば、精神療法の目的は、自己発見、自己洞察である。治療方針に従って解釈を施し、これを何回も繰り返すと、患者は自分の行為の意味を理解するようになる。「私は誰なのか」「私は何をしてきたのか」「私は何を欲するのか」、そうした自己への洞察が深まってゆくのだ。

言うまでもなく、この場合の精神療法とは精神分析のことを指している。フロイトその他の精神分析家は、あまり自己発見、自己洞察という言い方はしないのだが、無意識を解釈し、患者がこれを受け入れるとき、必ず知らなかった自己への気づき（自己了解）が生じている。

この観点から、土居は精神分析以前の精神療法、つまり暗示や催眠を中心とした精神療法を批判する。それは症状の解消だけを目的とした対症療法であり、症状の背後にあるものは変えられないからだ。また森田療法に対しても、自己洞察どころか、「私」を忘れさせようとする治療法として批判の目を向けている。（ただし、この批判には疑問が残る。前章でも述べたとおり、森田正馬が否定しているのは「行為の最中における自己観察［過剰な自己注視］」であり、これを冷静な自己洞察、自己理解と混同してはならないからだ）

土居健郎が森田療法を強く意識していたのは事実だが、精神分析以外の精神療法に対して決して否定的なわけではなかった。どのような治療体系であっても、一定の成功を収めている以上、各治療体系に共通する治療効果の因子がある、と述べているからだ。優れた治療者はどの治療法を使うにせよ、患者と真にコミュニケーションをする能力を持っているものであり、使用する精神療法の思想や価値に断固反対しない限り、その精神療法から利益を得ることはできる、というのである。

では、そうした優れた治療者の条件とはどのようなものだろうか？

まず治療者と患者の関係については、職業的な関係であり、適切な治療的距離を保てなければならない。感情の交流が可能になるためには、馴れ合いはいけないし、個人的な利害が無関係であるからこそ、患者は安心して赤裸々な自分の姿を治療者に示すことができる。また、治療者は感情的に安定していて、自己が確立されていなければならないし、患者の秘密に絶えず直面するため、対処方法を心得ていなければならない。特に「抵抗」には注意する必要性があるだろう。

精神療法に直面して内的抵抗を示さない患者はいない。精神療法を勧められても、患者は一般的に、①「精神修養が足りない」と責められているように思えたり、②治療者の助言で苦痛が一挙に解消すると期待したり、③懐疑的な態度をとったりする。治療に対して熱心に取り組む場合でも、④知的な作業にしてしまったりすることがある。これらは治療に対する「抵抗」の現われであり、それは「変化すること（＝成長）への抵抗」でもある。患者は苦痛からの解放を願っているだけで、自分を変えたいとは思っていないのだ。

このように、患者と治療者では治療に対する考えが一致しないことを、治療者は事前に指摘しておかなければならない。この指摘にもかかわらず、患者が治療関係に入ること（精神療法を行なうこと）を承諾するとき、真の意味での精神療法がはじまるのである。

†治療者の感情を活かす

次に、土居の考える精神分析療法のプロセスを説明しよう。

まず、患者は治療者と共に治療の歩みを始めると、あらゆる感情を治療者に向けるようになり、治療者のほうはこの感情の動きに留意し、感情に働きかけるようになる。そして、こうした感情の交流が激しくなると、次第に症状や問題の重要性は減り、感情関係のほうが軸となるだろう。だがそれは必要なことなのだ。なぜなら、症状や問題は感情生活に根ざしているため、感情生活にメスを入れなければ、根本的な解決にはならないからである。

こうした治療者と患者の感情交流は、しばしば転移という形をとる。転移とは、幼児の親子関係における感情が、治療関係に投影され、再現される現象である。たとえば、治療者に対して歪んだ甘えを示す患者の場合、幼児期に、両親に対しても歪んだ形で甘えを示していた可能性が考えられる。精神分析の治療状況においては、患者の幼児的感情、幼児期に起源を持つ感情が引き出されやすいのだ。その意味で、転移は患者の感情生活の成り立ちを調べる上で、最も重要な役割を担っている。

ただし、患者の幼児期が外傷的で苦悩に満ちていれば、転移は悪化をもたらすこともあり、精神分析を続けることは危険なものとなる。この場合には、患者の精神がそれ以上傷つかないように支持する必要があり、精神分析療法よりも支持的精神療法のほうが適切である。つまり、患者の不安や悩みに寄り添い、支える姿勢で接することが必要なのであり、冷静な分析や解釈は逆効果になりやすい。精神分析療法は、患者の精神がある程度まで成長していることが必要であり、自我が弱い場合は禁忌なのである。

さらに重要なのは、治療者自身の感情が治療にとって不可欠の道具になる、ということだ。土居によれば、「治療者の感情は、患者の隠れた感情すなわち転移を理解するための鍵となる。なぜならば、患者の感情を感じとるのは直接治療者の理性によるのではなく、常に治療者の感情を媒介としてなされるからである」(『精神療法と精神分析』)。

これは通常の精神分析とは異なる、土居健郎の独自な主張のように思えるかもしれない。精神分析においては無意識の客観的な解釈が重要であり、治療者の主観的な感情は持ち込まない、と一般的には考えられているからだ。フロイトも治療者に逆転移(治療者に生じる強い感情反応)が生じることを厳しく戒めている。

しかし、治療者に逆転移が生じて危険なのは、治療者が幼児期に問題を抱えたまま未解決であったり、危険水域まで感情が高まった場合である。土居も治療者の感情が強すぎないこと、治療者が自分の感情をコントロールできることが条件だと述べている。

そもそもフロイト自身、治療者の意識における理性的な解釈だけでなく、治療者の無意識における反応の重要性を認めていた。「分析医に対する分析治療上の注意」という論文においても、フロイトはこう述べている。「分析医は、患者の提供する無意識に対して、自分自身の無意識を受容器官としてさし向け、話者に対する電話の受話器のような役割を果さなければならない」（フロイト『フロイト著作集9』）と。

確かにこのフロイトの文章では、治療者の無意識を重視せよとは言っているが、感情を重視せよとは言っていないので、明確な意図がはっきりしない面もある。しかし、土居健郎によれば、無意識は治療者の感情の中に現われるのであり、治療者は自分自身の感情を内省することで、この無意識を発見する。おそらくフロイトが言いたかったのも、このような無意識を見出すことにほかならない。

だがこうしたフロイトの主張は、その後の精神分析において十分に理解されず、長きにわたって分析家の感情的な反応は戒められ、中立性が重視され続けた。一九七〇年代にコフート理論が登場するなど、徐々に治療者の感情を重視する動きも活発化していったが、少なくとも土居健郎がこの著作を出した時代には、まだ中立性が重視されていたはずだ。したがって、土居の慧眼にはあらためて驚かされるばかりである。

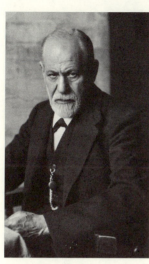

ジークムント・フロイト

†抵抗の解釈

精神分析の治療は無意識の「解釈」によるものだが、解釈はまず「抵抗」の解釈として出発する。なぜなら、治療に対して患者は必ず無意識のうちに抵抗を示すものであり、抵抗こそは問題の核心であるからだ。そして解釈にあたっては、次の点に気をつけなければならない。

まず患者が抵抗を内心の葛藤として捉えることができるようにしなければならない。患者は自分の秘密（内心の葛藤）に気づくと、秘密を守ろうとするものだ。これは治療に効果があった証であり、秘密を守れることは精神的に健康であることを示している。逆に、秘密を治療者に告げるのは危険な兆候であり、何らかの処置が必要だと考えたほうがよい。

次に解釈に対する患者の反応については、非現実的なものとして扱わなければならない。患者の秘密（葛藤）を現実的なものとして扱い、その心境に同調すれば治療は進まない。患者は自分の反応を非現実的なものとして、距離を置かねばならないのだ。また、解釈は治療者の患者に対する愛に裏打ちされていなければならない。

以上の点に留意しつつ解釈を行なうわけだが、最も重要なのは、治療者が自らの感情を道具として使うということ、自分の感情を頼りにして解釈するということである。

患者の言動に対して、頭だけで理解（解釈）しようとするのではなく、治療者は自分自身の感情的な反応に目を向けなければならない。治療者の感じとったものが、患者の言動に現われている感情と対応しているか否かを確認し、患者の言動の意味を把握し、他の言動とも比較する。こうした吟味の過程を経て、了解し得る感情反応をつかみ出すのである。そして観察された感情反応から、観察されていない心の内面を想像し、なぜその感情が起こったかを推論する。

この一連のプロセスを、土居健郎は次のように述べている。

治療者が患者についてある解釈を下すためには、治療者は患者の感情に焦点をあわせていなければならないので、その際治療者自身の感情の動きが媒介として使用されるのである。しかしこのように直観的に受けとられたものは、それだけではまだ解釈として使用することはできない。それが解釈に形成されるまでには吟味と推論の過程を経なければならぬのである。(『精神療法と精神分析』)

このように、土居の解釈が一般的な精神分析と異なるのは、治療者が自らの感情の動きに注意し、そこに患者の感情と通じるものを見出し、解釈する点にある。

たとえば、自由連想の停止、話題の突然の転換など、治療状況の中で患者が直接的な行動に出るとき、それは精神療法の趣旨に真っ向から反対する抵抗である。これに対して、治療者が行動で応えようとすれば必ず失敗する。こうした治療関係を破壊するような行動の中には、患者の秘密（極度の無力感、絶望感）が潜んでおり、これについて治療者は、不意を襲われたと感じ、救いがたいと感じられる。これは一種の逆転移であり、患者の内心に潜む無力感、絶望感の反映なのである。したがって治療者は、こうした自らの感情に留意し、そこから解釈を紡ぎださなければならない。

また、解釈は日常的言語を用いるべきであり、しばしば比喩的言語（＝メタファー）も活用したほうがよい。感情のからみついた言葉によって、知的理解ではない、感情をともなう体験になるからだ。ここに、土居が日本語の日常語にこだわった理由がある。

†洞察と「甘え」の問題

こうして、治療者による解釈が順調に進めば、患者の心にはある理解が生まれる。この理解を土居は「洞察」と呼んでいるが、真に洞察と呼ばれるためには、患者自身の直接的な体験的認識でなければならない。土居によれば、抵抗を素通りした解釈は患者の抵抗を増強するだけであり、決して洞察は生まれない。頭だけで理解するのではなく、治療過程で抵抗を体験し、その抵抗を介して気づきを与えられることが患者には必要なのである。

そもそも治療者の解釈も、患者の言動から感じたことに対する洞察、了解に基づいている。

治療者は患者と感情体験を共有することで、様々なことを感じとる。十分に感じられれば洞察が生じ、患者の心理に対してかなり正確な了解が得られるはずだ。

患者の緊張、抵抗に対して、治療者が共感をもって対応すれば、患者は理解されたと感じ、治療者と患者は共通了解に達することだろう。すると、抵抗は克服され、真の洞察が生まれ、自分の感情や行為の意味を知ることになる。このとき、患者の洞察は治療者の解釈と同じであっても、それを治療者に教えられたものだとは感じない。あたかも自分自身で気づき、考え出したかのように感じるのである。このように、抵抗が克服され、洞察が出現すれば、患者は精神的葛藤から脱却し、治療は終結する。

ところで、こうした患者の精神的葛藤には「甘え」の経験が深く関わっている、と土居は主張する。子ども時代をとおして親の愛情不足が甚だしいとき、甘えを経験することができず、自分に甘えるナルチシズム（自己愛）が発生する。母子間に信頼関係が成立しなければ、甘えは憤怒と憎悪、自己卑下、自己嫌悪に転化し、精神的葛藤の原因となるのだ。

この精神的葛藤（無意識の葛藤）には三つのパターンがある。①甘えたくても甘えられない（治療者への甘えは脅威と感じられる）、②いくら甘えても物足りない（治療者への甘えた関係を持続しようとする）、③甘えの意識がなく、強い不信感がある（内心には甘えの欲求があるはずだが、これを避けている）、などである。これらはしばしば、こだわる、すねる、ひがむ、ひねくれる、すまないと思うなど、屈折した態度となって現われる。

しかし、患者の精神的葛藤が解決されていけば、受身的対象愛（愛されたい欲求、甘え）が純粋な形で出てくる。自分の行為を洞察し、ナルチシズムの核が破れると、「素直な甘え」が出るのである。この甘えはまず治療者に向けられるのであり、治療者は患者が自分に甘えることを許している。「患者が素直な甘えの幸福を体験するのは、現実の治療者との関係においてである」（『精神療法と精神分析』）と土居も述べているように、彼の主張する精神分析療法とは、単に自分の屈折した甘えを知的に理解することではなく、正常な甘えを体験的に理解することなのである。

こうして不安のない甘えの状態に達したとき、精神療法は終結する。この終結の際、治療関係の継続を望む気持ちもあるために抵抗も生じるが、しかし「素直な甘え」が出たところで、患者は終結の時期が来たことを感じているし、治療者も大丈夫だと信じられる。この信頼に患者も応え、治療を終えるのである。

†土居健郎の治療例

ここで『精神療法と精神分析』のなかから、土居健郎の治療例をひとつ紹介しておくことにしよう。患者は三一歳の女性であり、主訴は「食欲が全然なく、体が異常にやせている」というもので、不眠・頭痛などの身体症状、強迫症状、不満足な対人関係を訴えていた。

ある日の治療において、「一体今日私は何を得たのですか。遠い所を一時間半もかけてきて、しかもお金をかけているのに、何も得るところがないのはつまりません」と発言。その言い方や素振りが何かねだっている印象があったため、治療者（土居）はこの言葉の背後に「甘え」を強く感じとった。そこで治療者は多少微笑みながら、「少し損をしてもよいでしょう」と言った。すると患者は治療者のユーモアを解したかのように、こわばらせていた顔をほころばせた。

これについて土居は、治療者が患者の甘えを感じとったのは正しかったが、患者の不満を聞いて〈なだめなければならない〉と感じ、「少し損をしてもよいでしょう」と言ったことは、いずれ得をするということが言外に含まれているため、患者の隠れた（甘えの）欲求に対して応えすぎた、と分析している。

これ以降、患者は甘えの感情を出しはじめるが、相変わらず毒突くこともあった。そんなとき、治療者は患者と面と向かって話すことがやや煩わしく感じられたので、寝かして自由連想をやらせれば、もっと扱いやすくなるのではないかと考えた。しかし、患者はこれに対して直ちに「いやです」と答え、非常に激しい反応を示したのである。

治療者の患者に対する煩わしい感じは、治療の当初からあったのだが、治療者はその点を取り上げず、結果的に患者を甘えさせる方向に向かわせた。そして、その煩わしさにいよいよ耐えられなくなったとき、煩わしさから免れるために、患者を寝かして自由連想をさせようとしたのだ。したがって、患者が治療者に体《てい》よく追い払われようとしている、と感じて抵抗を示したとしても、それは決して間違いではない。

　こうした土居健郎の自己分析は、彼の臨床家としての重要な資質を示しているように思える。それはまず、彼が自分の悪い面を率直に認め、発表している点に見ることができる。人は誰でも自分の否定的側面は認めたがらないものであり、世間に公表するような人は数少ない。まして医者であれば、専門家としての自負もあり、なおさら難しいだろう。だが、土居は自分の内面を冷静に見つめて自己分析しており、適切な自己了解ができている。そして、適切な自己了解ができることは、優れた心理的治療者の条件であるはずだ。土居健郎も、治療者が自分の感情に自覚的であるほど、患者の感情を理解できる可能性が高い、と考えていたことは疑い得ない。

　その後、患者に陽性転移に相当する状態が現われ、治療者に対して愛情に近いものを示しはじめた。患者はこの愛情が決して満足され得ないとわかっていたが、それより先の段階に成長する気配はなかったため、治療者は再び患者に自由連想を提案した。すると攻撃性が再び現われたが、しぶしぶ横になり、話すのはもっぱら治療者への不平ばかりであった。それは駄々をこねる子どもそっくりなので、そのことを指摘しても態度をあらためる様子はなかった。患者の抵抗がはっきりと現われたのである。

やがて、患者は発病の経過を初めて語ったが、それはある程度まで彼女の抵抗が克服されたことを意味している。しかし、この信頼の感情は父転移の可能性が強く、それ自体が抵抗を、いま一つの秘密を含んでいるように思われた。事実、患者は「自分には何かが足りない」と感じていた。しかし、治療者がその何かを一向に与えてくれないため、不満を感じ、しばしば約束の時間を直前でキャンセルしたり、よその病院へ診察に行くなど、甘えて食ってかかる態度に出た。

この時点で、「あなたは何か足らないと感じ、それを私に求めているが、私はあなたのほしがっているものをあげられない」と解釈できたらよかったが、実際は、治療者にそれを言うだけの余裕も洞察もなく、むしろ強い苛立ちを覚え、患者の治療を継続する熱意を失ってしまった、と土居は正直に述べている。この際、一旦中止することが最善の策だと考え、患者にもそう伝えると、患者は猛烈に反応し、治療者に逃げられては大変だと、より一層しがみつくような依存的態度を示してきた。

しばらくして、患者は「先生に甘えていたが、実はその裏に警戒心が働いていたことがわかった」と客観的に述べ、自分の家族関係についても語りはじめた。幼かった頃より、父母の仲が極度に悪く、患者は常に寂しい思いをしていたこと。父親は遊び者で家を空け、母親は度々ヒステリー発作を起こして入院。当時、患者は母親に同情したが、長じた後は父親に同情し、母に対して批判的になったらしい。

それ以後、治療者に対する単なる甘えとは異なり、「先生が好きだ」ということを恥じらいながら言うようになった。「先生が好きだということは自覚しなかったのが不思議だ」とも語っている。これについて土居健郎は、治療者に対する父転移のうち、治療者（父）と同一化しようという気持ちがようやくとれて、治療者との間に前より距離が出てきた証拠だ、と解釈している。

こうして、患者の症状は著しく改善され、強迫症状も消失した。治療者にしがみつくのは、転移感情であることは明らかであり、「先生を父親のように錯覚していたことがわかった」と患者自身も述べている。いわゆる「洞察」が生じたのである。これ以降、「近頃何事も自然になった」「人並みになった」と繰り返し述べるようになった。

以上の治療例には、抵抗の解釈から洞察へ、といったプロセスがわかりやすく描かれている。このとき鍵になるのは、治療者自身の感情に対する自己洞察であり、土居健郎が自分の心の動きに目を向け、それが患者に対する否定的な感情であっても素直に認め、自らの対応の失敗も率直に述べている。このことによって、治療者自身に深い洞察が生まれ、適切な解釈を患者に与えることができたのであり、患者の心には抵抗を含んだ転移による歪んだ甘えではなく、「素直な甘え」が生じたのである。

2 「甘え」理論と治療への応用

†『「甘え」の構造』を読む

以上のような初期の治療論には、すでに土居の基本的な考え方、治療者としての構えが示されているが、土居理論の代名詞でもある「甘え」については、まだ十分に論じられているとは言えない。『「甘え」の構造』の出版以後、土居は「甘え」の問題を精神病理論、治療論の中核に据えてゆくのだが、一体それはどのような理論なのか。まずこの本の要点を紹介することから始めよう。

土居健郎によれば、「甘え」とは、親しい二者関係（親子関係、夫婦関係、恋愛関係など）において、一方が「相手は自分に対し好意を持っている」とわかっていて、それにふさわしく振舞うことである。

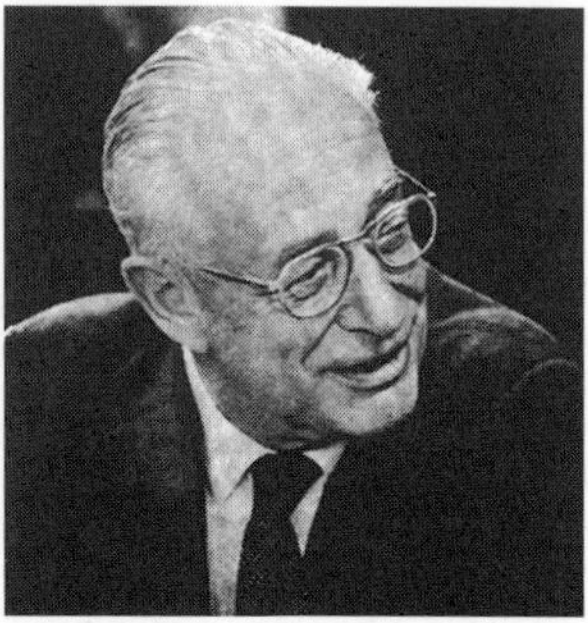

マイケル・バリント
（写真：バリント『治療論からみた退行』口絵より）

この説明には、なるほど、と思えるようなところがある。確かに私たちは、「自分はこの人に好かれている」と思えるからこそ、その相手に甘えることができるのかもしれない。そうした好意的な態度を全然示さない相手に対して甘えられるとしたら、自分は愛される人間だ、という相当な自信があるのだろう。

また、「甘え」という言葉は日本語に特有なものであり、外国語には「甘え」に相当する言葉が見当たらない。甘えは「愛する」というより「愛されたい」という受身の愛情欲望とも言えるのだが、欧米にはこうした受身の愛を示す日常語がない。そのため、基底欠損や一次愛の理論で有名な精神分析家のバリントは、わざわざ「受身的対象愛」という専門語を作っているが、これはまさに「甘え」を意味している。（それゆえ、バリントは土居健郎の甘え理論を高く評価している）

日本には「甘え」に関係する言葉も多い。たとえば「すねる」という言葉は、素直に甘えられないことであり、「ひがむ」は甘えの当てがはずれ、不当だと曲解すること。「ひねくれる」は甘えないで相手に背を向けることで、「うらむ」は甘えが拒絶され、敵意を向けること。さらには、「こだわる」は素直に甘えを表現できないことだ、と土居は言う。少しこじつけのような気もするが、「甘え」という観点で見るかぎりでは、一定の説得力はある。

一体なぜ「甘え」は日本語に特有な言葉なのか。この問いに対して、土居はこう答えている。「甘え」が日本語に特有なのは、日本の社会構造が「甘え」を許容するようにできているからだ、と。

たとえば、日本人は身内にわがままを言い、外では自制する傾向が強く、内と外で行動規範が異なっている。身内とは所属集団のことで、そこでは甘えが許容されているが、集団から独立した個人のプライベートな領域の価値は認められていない。このため、西洋的自由の観念は容易に根づかないし、集団を超越するパブリックの精神も乏しい。見知らぬ他人に対しては、無視ないし無遠慮の態度を取るのだが、相手が脅威と感じられた場合には「とりいる」のであり、ここにも相手に対する「甘え」の心理が働いている。

また、日本社会において賞賛される義理人情も、「甘え」に深く根ざしている。「人情」とは、相手の「甘え」に対する感受性を肯定的に評価するものであり、親しい関係、特に親子では重視される。親子関係は「甘え」が自然発生する「人情の世界」なのだ。一方、「義理」は「甘え」によって結ばれた人間関係（依存関係）の維持を賞賛するものであり、一定の役割関係にある集団に多く見られる。一定の「甘え」が許容される所属集団などの関係は、まさに「義理の世界」と言えるだろう。

†甘えと現代社会の病理

「甘え」の心理的原型は、母子関係における乳児の心理にある。赤ちゃんは母親が自分とは別の存在だと認識するようになると、母親に密着を求めはじめる。母親と自分が別の存在であるという分離の事実を否定し、分離の痛みを解消しようとすることで、「甘え」の心理が生じるのである。

現代社会においては、こうした「甘え」が強くなりやすい状況にある。第二次世界大戦後、大きな混乱に見舞われ、父親的な権威は否定される方向に向かっており、子どもを甘やかすような育て方が増えているからだ。確かに権威的なものへの批判は、戦後、特に一九六〇年代以降、顕著になっている。また、母子関係の重要性を強調する傾向は、現在の欧米における育児の主流でもある。それでも「自立」「主体性」を重視する西欧文化では、「甘え」が表立って賞賛されることはない。

日本の社会においては、もともと「甘え」が許容される文化であったが、敗戦によってこの傾向は顕著になったと言える。土居によれば、日本社会を結びつけていた道徳観念の権威が失墜したため、「甘え」がむき出しになったからだ。このため、成長しても母親とは密接な関係を続け、社会的価値観を代表する父親ともあまり対立しない。日本人は母親からの分離、自立よりも、母親に依存し、甘えることに自由を求めるようになったのである。

こうした傾向に対して、「甘え」は自立を妨げる、父性の復権が必要である、というような批判も少なくない。なるほど、度を超した甘やかしは歪んだ人格を形成してしまう可能性もある。しかし、幼少期における一定の「甘え」は不可欠であり、「甘え」が満たされなければ、心の病につながることもある。

土居健郎は多くの精神疾患の根底に「甘え」の病理を見て取っていた。「甘え」の経験が満たされていなかったり、歪んだ形で与えられたことが、「甘えたくても甘えられない」苦しみとして、心に大きな傷を残してしまうのだ。

たとえば、病気ではないかと過剰に身体が気になり、いわゆる「とらわれ」の状態にある「心気症」は、森田正馬では素質が主たる原因だとされていた。しかし土居健郎によれば、甘えに関する不安が些細な身体的反応と結びつき、「とらわれ」の状態を引き起こしている。過敏な性質（気兼ね、こだわり）の根底には「甘えたくても甘えられない」心理があるのだ。

また、「甘え」が卒業できておらず、「うらみ」や「くやしさ」が内にこもっている人は、絶えず「気がすまない」と感じ、強迫的になりやすい。日本人の勤勉さは、この強迫的傾向に関係があるのだが、それが過剰になれば「強迫神経症」になってしまう。このような人たちは、甘えたいが、なかなか甘えられないので、「気がすまない」感じになるのである。

さらに、なかなか「気がすまない」のでくやしくなり、くやむようになれば、「うつ病」になってしまう。「うつ病」は「くやみ」が強いことに特質があり、甘えられないために「気がすむ」ように試み、それが成功しない、あるいは失敗したために後悔し、抑うつ的になる。そして、甘えを介した共感の経験が少ないため、甘えの追求が独りよがりになりやすい病が「統合失調症」ということになる。

このように、土居健郎は「甘え」の考察を深めるにしたがって、ほとんどの精神疾患の根底には「甘え」の問題がある、と確信するようになったのである。

†「わかる」患者と「わからない」患者

『「甘え」の構造』が刊行された数年後、土居健郎は『方法としての面接』という本を出している。これは精神科における面接をどう進めるべきなのか、その要点を記した好著である。

まず面接を始めるにあたって、治療者と患者の関係に注意し、内心恐怖している患者の「気持ちを汲む」こと(＝共感)から面接を始めなければならない。このとき治療者(面接者)に必要なのは、自らの感情を頼りにして患者の感情を理解することであり、治療への患者の不安を感じとり、できるだけこの不安を取り除かなければならない。

また、治療者は最初に自分が何者なのかをはっきりさせ、家族から話を聞く場合は、患者のいる前で話をさせることで、患者の疑心暗鬼を避けることも必要だ。逆に、患者から得た情報は家族に伝えず、「秘密」を守らなければならない。『表と裏』によれば、精神的に健康な人間は「秘密」を持てるし、「本音」と「建前」を区別できるものであり、「秘密」を持てるようになったとき、患者は心の病から解放される。だから患者の「秘密」を守ることはとても大事な意味を持っている。

面接において特に重要なのは、「わかる」こと、「わからない」ことの区別である。これは患者を診断する上で最大の指標になる、と土居は述べている。

たとえば、神経症者の訴えは「わかる」と感じるが、精神病者の言動は「わからない」と感じやすい。「わかる」とは、馴染んでいたものと同じだと認識できることであり、馴染んでいたものと異質だと認識する場合は「わからない」と感じるはずである。この「わからない」という感覚は、理解力の乏しい人には生じないものであり、精神科的面接の勘所は、「わからない」という感覚を獲得できるかどうかが重要になる。

基本的に、神経症者の場合には「わかってほしい」願望がある。患者は「わかってほしい」ので色々語るのだが、訴えている症状は表面的で、何をわかってほしいのか自分でもわからない。しかし、治療者は症状から問題のおおよそを推測できる。たとえば、ヒステリー症状は心の戦《いくさ》に負けてお手上げになった状態を示しているし、恐怖症では何か危険と思われるものから逃げたがっている。強迫症状は困ったと思う事態を克服しようとしているのであり、心気症状は「甘えたいのに甘えられない」状態にある。

したがって、症状から問題点を推測し、患者が自分でも「わからない」問題、しかし「わかってほしい」と思っている問題を突き止めて解釈すればよい。

しかし、精神病や精神病質者の場合は、そもそも「わかってほしい」という願望がない。こうした患者の話は幻聴や妄想の類で、さっぱりまとまらなかったり、一向に話したがらないため、大変わかりにくいのだが、しばらく耳を澄ましているとわかってくる。統合失調症では、自分の意図に反して、すでに「わかられている」と信じ込んでおり、パラノイアでは、確たる証拠もないのに、自分では「わかっている」と信じ込んでいる。また、躁うつ病者は自分のことは誰にも「わかりっこない」と決めてしまっているし、精神病質者は、自分のことは誰にも「わかられたくない」と思っている。

いずれにせよ、精神科治療の面接では、心の中に屈折した気持ちがあることを理解し、それを患者に伝えなければならないし、その上で、「なぜそうなのか、こちらにはわからない」ということに話をしなければならない。そして、面接の目的は、問題点をより深く理解すること、「わからない」ところがわかることであり、「わからない」点が確認されている場合にのみ、解釈は意味を持つのである。

「わかる」「わからない」の判断は、治療者が患者と接したときに感じる印象、治療者自身の内面における感情の動きを媒介にしてなされる。これは土居が早くから治療において重視していたことだが、面接における診断についても同じことが言える。「精神科臨床においては面接者が被面接者に接して持つ印象こそ一次的データを成立せしめるものであるといわなければならない」(『方法としての面接』)。

†「甘え」理論から見た治療論

晩年に刊行された論文集『臨床精神医学の方法』においては、長年にわたって主張されてきた「甘え」理論がより深く考察され、治療論に組み込まれている。その主張の要点は次のようなものだ。

精神疾患の原因は「屈折した甘え」であり、根底には甘えたい欲望があるため、無意識のうちに「甘えたくても甘えられない」ような、相反する感情や態度(アンビヴァレンス)を示す言動になる。したがって、アンビヴァレンスが疑われる場合、そこには「甘え」にまつわる歪んだ心理(「屈折した甘え」)が働いていると考えられる。

「屈折した甘え」とはナルチシズムのことであり、甘えは誰かに受け止めてもらえないと屈折してしまいやすい。本来の「甘え」は相手との相補的な関係が成立するのだが、ナルチシズムの場合は自分しか眼中にないため、対人関係も困難になる。現代社会が自己愛（ナルチシズム）的なのは、人間関係が希薄化し、「甘え」を十分に受け止めあう関係が成り立ちにくいからだろう。周囲に依存していながら、それを認められず、自己嫌悪を感じ、他人の評価ばかり気にしている。自分が甘えてもよい存在だという自信もないため、甘えたくても素直に甘えることができないのだ。

また、土居によれば、「甘え」の感情が起きている場合には、「同一化」の機制が働いている。「同一化」とは、相手の感情が自分の感情のように感じられ、区別のつかない一体感が生じているような状態を指す。相手と合体すること、と言ってもよい。

こうした相手との一体感がある関係は、厳密には自立した対人関係とは言えない。しかし、もともと人間は、赤ちゃん時代には母親と一体感のある世界を生きており、いわば自他未分の状態にある。だからそれは、原初的な対人関係、いや対象関係と呼ぶべき状態と考えることもできる。つまり、同一化の状態にある母子一体の二者関係こそが、最初の他者との関係であり、そこから自立した対人関係の世界に進むには、第三者がそこに介入してくる必要性がある。

フロイトはこの問題を「エディプスコンプレックス」の解消という形で考えていた。母親に甘え、同一化している子どもは、第三者である父親に対して愛憎の入り混じった態度、アンビヴァレンスを示し、葛藤する。これがエディプスコンプレックスだが、やがて子どもは母親との一体感を断念し、父親を模範として自立する。こうしてエディプスコンプレックスは克服され、自立した存在として、対人関係を結べるようになるのである。

ともあれ、二者関係における「同一化」こそ、精神科の治療の鍵になる、と土居健郎は考えていた。晩年の土居は、治療者は患者に同一化できなければならない、と再三述べているが、これは患者の感情が自分の感情のように感じられなければならない、ということだ。もっと言えば、患者の「甘え」の感情を感知できなければならない。

次の文章が、土居健郎の治療論を端的に示している。

治療者は自分の「甘え」がわかっているので患者の「甘え」を、たとえそれが単なるほのめかしであっても、患者自身はそれを自覚できないでいる場合もキャッチすることができる。大体「甘え」というものが本来無自覚なのだ。もちろん同一化も同じことである。治療者はしかしそれが自覚できるのでなければならない。無自覚で始まっている「甘え」にせよ同一化にせよ、それを萌芽の状態でとらえることが肝要である。それでこそ本当の治療者である。

(『臨床精神医学の方法』)

患者の「甘え」を感知できるためには、治療者自身、「甘え」を知っていなければならない。

「甘え」を経験していない人間は、他人の「甘え」の感情が理解できないし、まして相手の甘えの感情を自分の感情のように感じとり、「ああ、これは甘えの感情だ」と自覚することは難しい。

治療者は自らの「甘え」体験に基づいて、患者の「屈折した甘え」を感知し、それを言葉にしていかなければならない。それは、患者に同一化することで、自らの内面に立ち上がる「甘え」の感情を自覚し、それを患者の感情として捉え直す、ということでもある。土居の言葉を借りれば、「同一化できるということが患者の病理がわかるということなのだ」(『臨床精神医学の方法』)。

このとき、治療者は患者に同一化しっぱなしでは困る、と土居は言う。なぜなら、治療者は治療者としての同一性(アイデンティティ)を片時も失ってはならないからだ。ただ、この説明は少し不十分なように思える。私なりに補えば、次のように言える。

治療者は冷静に自分の感情、患者の感情を捉え直し、分析し、患者にそれを伝えなければならない。それによって、治療者は患者と一体化した母親のような役割から、第三者である父親のような役割に移行することができる。移行というと語弊があるかもしれないが、二つの役割を同時に担う必要性がある、と言ってもよい。それによって、患者は母子一体のような原初的な対象関係ではなく、自立した個人として対人関係を結ぶことができるようになる。

これは決して私の勝手な推測というわけではない。精神科の患者が抱えている病理は、関係性の障害である。だから精神療法の根本は、医者が患者と関係を作り、患者の関係を立て直すことにほかならない、と土居自身が述べているからだ。しかも別の箇所では、「混乱した状況に第三者である分析的治療者が登場し、かくして治療者を媒介として真の対象関係が確立される」（『臨床精神医学の方法』）とも述べている。

要するに、精神病理の根底には「屈折した甘え」＝ナルチシズムがあり、治療者はまず患者に同一化し、共感することで、患者の甘えを受け止める。これによって、患者は自己愛の状態から脱け出し、原初的な対象関係（甘えの関係）の次元に移行する。次に治療者は同一化から離れて分析し、第三者として解釈を与えることで、患者の自己理解が進み、自立した存在として対人関係を結べるようになり、治療は終結する。これが「甘え理論」を応用した基本的な治療プロセスなのである。

「甘え」理論による精神疾患と治癒のプロセス

幼少期に甘えられない経験
歪んだ甘えの経験
↓
屈折した甘え（ナルチシズム）
（アンビヴァレンスな態度）
↓
【精神疾患の発症】
↓
【精神療法の開始】
①治療者は自己の内面を介して患者を理解する
（患者に同一化し、甘えの感情に共感）
＝「屈折した甘え」を感知し、甘えを受け止める
↓
②同一化から離れて分析し、解釈を与える

3　土居健郎の人間理解と治療論

†自然科学的な枠組みを超えて

以上、土居健郎の精神病理論と治療論の展開を追ってきたが、最後に彼の治療方法について総括的に検討し、その人間論に迫ってみることにしよう。

土居によれば、治療者は患者の感情を理解しなければならないが、その際、頭で知的に理解するのではなく、自らが患者と同じように感じることで、いわば体験的に認識しなければならない。具体的には、患者に何らかの感情が生じているとき、ある条件があれば、自分自身の内面にも同じような感情が生じるため、患者と同じような感情体験を得ることができる。患者に「同一化」（一体化）することで、患者の感情（特に「甘え」）を共感的に感じ取るのである。

これは自然科学の枠組みから見れば、あまり科学的な理論とは言えない。自然科学では客観性を重んじるため、研究者は自らの主観を排し、研究対象を客観的に分析しなければならない。精神医学を自然科学として捉えている精神科医は、当然、患者を治療対象である客体として捉え、できるだけ自らの主観を排除して、診断、治療を行なうことだろう。精神分析も自らを自然科学の中に位置づけており、患者を客観的に分析し、その上で解釈をする。そのため、分析医の中立性（主観を排した中立的な立場）はかねてより重視されてきた。

また、甘えの体験を重視する点も、伝統的な精神医学の観点からは問題がある。

そもそも欧米の精神科治療、精神療法においては、患者の個としての自立を促すことが中心となっている。近代以降、個人主義、自由主義が重視されてきた西欧では、個の自立は誰もが目指すべき理想であり、育児、教育の目標となってきた。それはセラピーにおいても同じであり、そのため、治療者は甘えられる二者関係の相手としてよりも、内面に気づかせる第三者の役割が重視されてきた。別の言い方をすれば、患者に共感する母親的役割よりも、冷静に助言を与える父親的役割が重視されてきたのだ。

しかし、「甘え」を否定し、自立を促す西欧流の精神分析に、土居健郎は異を唱えた。母子一体化のような二者関係が許容され、「甘え」の関係を重視する日本社会では、治療においても「甘え」の体験が必要になる。土居の考えでは、「甘え」を受け入れてもらうことで、対人関係の基盤を築き、その上で自立してゆく方向性が目指されるべきなのだ。

このことは、単なる文化の違いとして片づけるわけにはいかない。同一化、共感を重視する治療のやり方が、日本の文化にマッチした日本特有な治療法というわけでもない。おそらく土居健郎も、そのように考えていたにちがいない。そこにはやはり、普遍的な原理があるように私には思える。

最近の精神分析、いや精神療法全体の動向を見ていても、こうした治療者の共感を含む関係性が重視されるようになっている。コフートは早くから精神分析の中立性を批判し、治療者の共感性が必要であることを主張していたし、近年の精神分析では治療関係を重視し、治療者の主観が深く関与することを認めている学派もある。その他のセラピーの世界でも、古くは来談者中心療法が共感性を重視し、最近ではナラティヴセラピーなどが、治療者の主観が関与することを肯定的に捉えている。

無論、精神医療の世界で主流なのは自然科学的な客観主義であり、治療者の主観や共感、関係性を重んじる立場は少数派にとどまっている。近年、こうした考え方も一部で浸透しつつあるようだが、土居健郎は五〇年以上も前に、すでに同様の考え方を打ち出していた。一般的に、土居健郎と言えば「甘え」理論ばかりが目立っているが、治療者の主観性を重視した点でも、時代を先取りしていたのである。

†なぜ患者の感情を感知できるのか？

もう一度整理すると、土居健郎の精神療法において重要なのは、患者の「甘え」を感じとることだ。患者は十分な甘え体験をしていないか、歪んだ甘え体験しかしていない。そのため、「甘えたくても甘えられない」という屈折した心理になりやすく、甘えたい対象に対して、うらんだり、すねたり、正反対の態度になりやすい。このアンビヴァレンスのなかに「屈折した甘え」(＝自己愛)を見て取り、その解釈を患者に示すことができるのは、治療者自身が「甘え」の体験をしているからだ。だからこそ、治療者の心に患者と同じような「甘え」の感情が湧き上がり、共感できる。言い換えれば、治療者は「甘え」の体験をとおして身につけた同一化の力によって、患者の感情、「甘え」を感知することができるのだ。

それにしても、同一化して患者の感情、甘えを感じとる、と言われても、なぜそのようなことができるのだろうか。一体どのようにして、患者の感情(甘え)を感知するというのか?

乳幼児の研究で高名なスターンによれば、人の気持ちは、表情や声などから力動感(vitality affect)が伝わることで、解釈する以前に感じ取ることができる。たとえば、子どもと遊んでいるとき、子どもの「わくわくする」力動感が伝わり、こちらも楽しい気分になってくる。相手が悲しんでいれば、その力動感が伝わり、こちらも悲しい気分になる、というわけだ。

なるほど、確かにそうかもしれないが、それでは土居の言う「同一化の能力で感じとる」という説明とあまり変わらない。そもそも、誰もが相手の感情を感じとる力を持っているわけではないし、そこにはかなり個人差があるように思える。それは「甘え」の経験の差だ、と土居は言うが、なぜ「甘え」の経験が他者の「甘え」を感じとる力を育むのだろうか？

私なりに説明を試みるなら、相手の感情を含んだ振る舞い、表情から、自らの同様な感情体験が賦活され、同じような感情が生まれて共感する、と考えてみてはどうだろうか。まったく同じ経験ではなくとも、似たような経験があれば、こうしたことは十分に起こり得る。

最愛の人間と別れた経験のある人は、同じような境遇の人の悲しみに共感し、理解することができるだろう。目の前で泣き、悲しんでいる人を見ていると、自分自身の同じような経験、感情もよみがえり、相手の感情と入り混じったような、渾然一体となった感情の共有が生じ得る。土居健郎が、「甘え」の経験がなければ、相手の「甘え」を感じとることはできない、と述べているのは、まさにこのような理由からだと思われる。

無論、「甘え」の経験者が誰でもこうした同一化、共感の能力に優れているとはかぎらないし、自分のなかに生じている「甘え」の感情を自覚できるわけではない。相手の感情に呑み込まれ、流されるばかりの人もいるはずだ。この点について、土居健郎がどのように考えていたのかはわからない。しかし、たとえば次のように考えてみてはどうだろうか。

自らの感情に気づき、冷静に見つめ直すには、「自己了解」の力が必要になる。自己了解とは、自己の感情や思考に気づくことであり、自分がどのような欲望や不安を抱えた存在なのか、自覚できることにほかならない。相手の「甘え」に共感し、自分のなかに同じような「甘え」

の感情が湧き上がってきたとしても、その「甘え」に気づかなければ意味がない。

自己了解は最初、自分の感情を親が受け止め、言葉にして返してくれることで気づかされる。

たとえば親が近くに見当たらなくて泣き叫んでいる幼児は、漠然とした不快感、耐え難い感情を抱いている。それを見つけた母親は、「ごめんね〜、寂しかったよね」と声をかけながら抱きしめる。ごく幼い子どもは自分の感情をまだ明確に区別することができず、漠然とした不快感しかないのだが、こうした親の対応が繰り返されると、その不快感を「寂しさ」という感情として認識できるようになるのだ。

このように、親による感情の受容と反応の繰り返しによって、子どもの漠然とした快・不快の感じは、「寂しい」「悲しい」「嬉しい」などの感情に分節化されてゆく。そして、最初は親に気づかされていた(教えられていた)感情も、次第に自分の内面に湧き上がってきた段階で気づくようになり、自分自身でそれが何の感情なのかを理解するようになる。親の承認が自己了解を促し、その力を育むのである。

このように考えてみると、「甘え」の経験が持つもうひとつの意味が浮かび上がってくる。それは、「甘え」が親に受け入れられる経験をとおして、自己了解の力も育まれる、ということである。

子どもの「甘え」を母親が受け入れ、まさにそれを「甘え」として応答することで、子どものなかに自分の「甘え」に対する気づき（自己了解）が生じてくる。この繰り返しこそ、自らの感情を自己了解する力を培い、特に自分の「甘え」を自覚する力を形成することになる。だからこそ、「甘え」を受け入れられた経験を持つ治療者は患者の「屈折した甘え」を感知し、その感情が共感的に自らの内面に立ち上がったとき、これを自己了解できるのである。

†一般存在様式としての「甘え」

甘え理論は土居健郎の治療理論の根幹を支えるものであり、その理論は多くの人が納得できるような奥深さが感じられる。では、精神病理論のほうはどうだろうか？

繰り返すが、土居によれば、精神疾患の原因は「屈折した甘え」（ナルチシズム）にある。「甘え」が受け入れられなかった経験により、甘えても大丈夫だと感じられず、自分の甘えを否定してしまうのだ。しかし、根底には甘えたい欲望があるため、一方では「甘え」を示しながらも、他方では「甘え」を抑制し、「甘えたくても甘えられない」アンビヴァレンスが顕著になる。それが多様な症状として現われるのである。

この土居の精神病理論に説得力があるのは、彼の理論が「甘え」という誰もが経験する人間のあり方に基づいているからだ。これは治療論についても同じである。

人間のあり方は多様だが、しかし共通性を取り出せば、誰もが経験するような存在様式（以下、「一般存在様式」と呼んでおく）がある。誰かを愛する仕方はいろいろあるが、しかし「愛する」ということ自体は多くの人が経験するものであり、共通性のある存在様式と言える。「憎む」「喜ぶ」「悲しむ」「嫉妬する」「不安になる」といった経験も同様だ。これらの経験は他者と共感し、共通了解を得る上でとても重要な意味を持つ。誰かに嫉妬した経験があればこそ、他人の嫉妬に共感し、その悔しさ、羨望を自らの経験のように感じとれるのだ。

もちろん「甘え」も、ほとんどの人間が経験する「一般存在様式」のひとつである。

誰もが何らかの形で「甘え」を体験する。それは信頼関係に基づく健全な「甘え」ばかりではない。心の病というほどではなくとも、多くの人は歪んだ「甘え」の経験や自己愛（ナルチシズム）をある程度は持っている。したがって、土居が精神疾患の中核に置いている「甘えたくても甘えられない」という心理も、決して専門家や患者にしかわからないものではない。それに近い経験をした者であれば、誰でも理解できる可能性を持っている。

「甘え」が人間の「一般存在様式」であり、誰もが自分自身の経験に照らし合わせて理解することができる以上、「甘え」の観点から捉えた土居の精神病理論は、精神疾患の経験のない人間にも了解可能なものだと言える。一般の人間には理解しがたいような精神病理論が蔓延し、当事者しか知り得ないと考える専門家や患者が多い中で、こうした理論はとても貴重なものだろう。

そこには人間の存在本質に対する深い洞察がある。ごく普通の人間の存在本質から精神病理を考えているからこそ、私たちはそこに普遍性を感じるのである。

ただし、精神病理の問題をすべて「甘え」（屈折した甘え）の問題として捉えることができるのかと言われれば、やはり疑問が残る。たとえば、病気ではないか、死ぬのではないか、と気に病む心気症などは、身体の不安を訴えているのだから、「甘え」とは無関係なように見える。森田正馬ならば、「死の恐怖」と素質に原因があると言うだろう。

これに対して土居は、「病気ではないか」という不安は、死の恐怖、身体的不安のように見えるが、甘えに基づく関係不安、承認不安が根底にあり、この不安が身体に対しても働いている、と述べている。「甘え」に関する不安が些細な身体的反応と結びつき、「とらわれ」の状態を引き起こしているというのだ。

これは必ずしも強引な考え方とは言えない。なぜなら、私たちは甘えられず、愛と承認に不安を感じるとき、自己の存在価値にゆらぎが生じ、自分という存在を強く意識するからだ。この自意識は過度の自己観察につながり、自分の状態、自分の行為について過剰に気にしてしまい、自己チェックばかりしてしまうようになる。自己観察が自らの「甘え」の行動に向けられれば、甘えている自分を過度に気にして、自然に甘えることができなくなる。そして、この過剰な自己観察が身体の状態に向けられれば、病気ではないか、といった身体不安をひき起こす可能性はあるだろう。

無論、それでもすべてが「甘え」で説明できるわけではない。深刻な災害や事故、事件による死の恐怖は、それ自体が精神疾患の主要な原因となるはずであり、たとえ「屈折した甘え」が原因でもともと不安の強い人間だったとしても、「甘え」だけで病理を説明するのは難しい。

いずれにせよ、「甘え」の問題を軸に据えて関係性を立て直せば、自立した存在としての自己への自信を取り戻し、様々な困難に耐える力を培うことはできる。それはどのような病気に対しても一定の治療効果を持つはずである。なぜなら、「甘え」が受容されることでこそ、自己了解の力は育まれ、自立した自由な生き方が可能になるからだ。

以上のように、「甘え」という人間の「一般存在様式」に着目し、それを基盤にして精神病理論、心理的治療論を練り上げた土居健郎の仕事のなかには、深い人間洞察、人間理解を見ることができる。それは、私たちの誰もが自分の身をふり返り、確かめることができるような原理なのである。

参考文献

土居健郎『「甘え」の構造［増補普及版］』弘文堂、二〇〇七年

土居健郎『精神療法と精神分析』金子書房、一九六一年
土居健郎『方法としての面接——臨床家のために〔新訂版〕』医学書院、一九九二年
土居健郎『臨床精神医学の方法』岩崎学術出版社、二〇〇九年
土居健郎『続「甘え」の構造』弘文堂、二〇〇一年
土居健郎『表と裏』弘文堂、一九八五年
ジークムント・フロイト『フロイト著作集9——技法・症例篇』（小此木啓吾訳）人文書院、一九八三年
マイケル・バリント『治療論からみた退行——基底欠損の精神分析』（中井久夫訳）金剛出版、一九七八年

第３章
河合隼雄
——無意識との対話

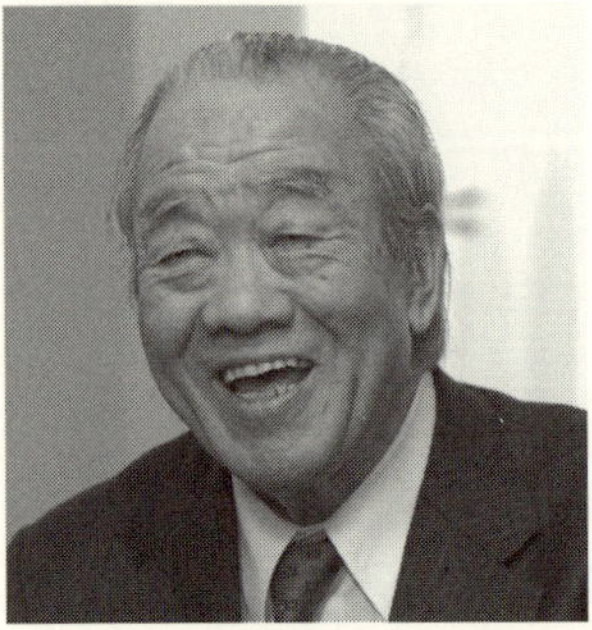

河合隼雄
（かわい・はやお）

兵庫県生まれ（1928-2007）。心理学者。教師を経て、京都大学、カリフォルニア大学で心理学を学び、スイスのユング研究所で日本人として初めてユング派分析家の資格を取得。ユング心理学、箱庭療法を日本に広め、臨床心理士の資格創設に尽力した、日本における臨床心理学、カウンセラーの第一人者である。『昔話と日本人の心』で大佛次郎賞、『明恵 夢を生きる』で新潮学芸賞を受賞するなど、文筆家としても活躍し、文化庁長官も務めた。

（写真：共同通信社）

1　日本人の心の深層

†臨床心理学からの挑戦

日本を代表する心理学者は誰かと聞かれれば、おそらく多くの人が河合隼雄の名を挙げるだろう。周知のように、彼は日本の文化や心理臨床に関わる数多くの著作を残し、一般の愛読者もかなり多い。また、ユング心理学、箱庭療法を日本で広め、多くの臨床心理学者、カウンセラー、教育関係者に影響を与えてきた人物でもある。

近年、日本でも公認心理士の国家資格制度が整い、欧米諸国と同じように、心理学出身の心理臨床家、セラピストの活躍できる幅が広がりつつある。心の治療者というと、どうしても精神科医のイメージが強いのだが、臨床心理学を専門的に学んだ臨床家の需要は以前から高まっており、欧米に比べて立ち遅れているとはいえ、日本では臨床心理士がその役割を担ってきた。河合隼雄はその資格制度に尽力した最大の功労者であり、理論や実践面でも大きな影響を与えてきたのである。

一九二八年に生まれた河合隼雄は、幼少期は繊細で泣き虫、理屈っぽい子どもだったが、人の心を見透かす力があったとも言われる。京都大学理学部を卒業し、最初は数学の教諭をしながら京都大学大学院にて心理学を学んでいたが、やがて天理大学の講師となり、カリフォルニア大学ロサンゼルス校に留学したことが、彼に転機をもたらした。敗戦によって欧米の合理主義に傾倒していた河合は、アメリカ社会での生活によって、日本人としてのアイデンティティについて深く考えさせられることになったのだ。昔話論を中心とする河合の日本文化論は、こうした問題意識から出発している。

アメリカではロールシャッハテストの権威であったクロッパーの指導を受け、ユング心理学を学ぶことを勧められたため、スイスのユング研究所に留学。そこで河合は、マイヤーに師事し、ユング派分析家の資格を取得することになった。このとき、ユング派のドラ・カルフと出会い、彼女の開発した砂遊び療法（Sandplay Therapy）を知ることになり、それは箱庭遊びと似ていたことから、「箱庭療法」と訳して日本に紹介することにした。非言語的な表現の多い日本人には、会話中心のセラピーよりも適している、そう思ったからである。

箱庭療法とは、箱の中に砂を敷き詰め、その上に様々なおもちゃを配置してゆくセラピーだ。クライエント、患者によるオモチャの配置は、彼の欲望や不安など、様々な深層心理を示している。だがそうした解釈や診断は二次的なものであり、オモチャを配置してゆく作業そのものに治療効果がある、と河合は考えていた。それは必ずしも明快な解釈（言語化）を必要とせず、いわば無意識のうちに浄化作用が働くのである。（ユング派のセラピーでは、絵画や遊び、箱庭、夢などに現われるイメージとの対話をとおして、無意識にある真の欲望が顕在化して「真の自己」になることを目指す。それは言語化されなくとも、イメージの変容だけでも可能だと考えられている）

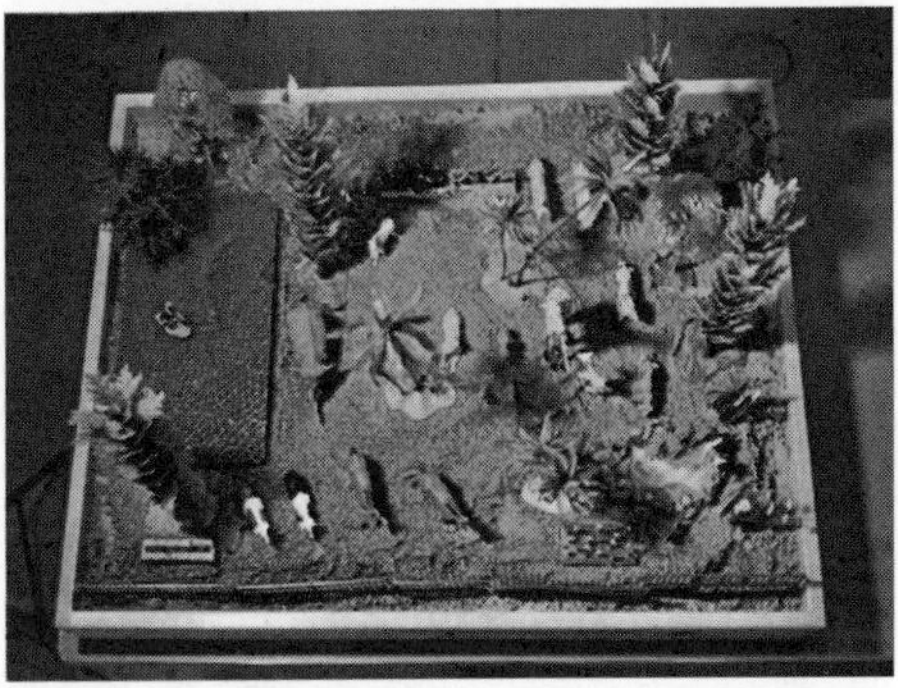

箱庭療法
（写真：河合隼雄『箱庭療法入門』口絵 p5 より、16 番）

留学から帰国した河合隼雄は京都大学の教授となり、臨床、教育、執筆と、精力的に活動しはじめた。特に八〇年代の活躍は目覚ましく、ユング心理学は広く日本社会に知られるようになり、時代はフロイトではなくユングである、というムードさえ漂っていた。ただ、彼は欧米でのユング派のやり方がそのまま日本でも使える、とは思っておらず、日本人に合った心理療法が必要だと考えていた。『昔話と日本人の心』や『母性社会日本の病理』『中空構造日本の深層』などに見られる独自な日本文化論は、こうした観点から生まれたものだ。

また一方では、臨床心理学を専門的に学び、臨床場面に応用する専門家の育成が必要だと考え、日本臨床心理士会を設立。多くの臨床心理士を世に送り出すことに尽力した。河合隼雄がいなければ、日本に臨床心理の専門家が根づくような土壌は築かれなかったかもしれない。

二〇〇七年、河合隼雄は脳梗塞で倒れ、永眠した。その輝かしい功績は誰も否定しないだろうし、多くの人々が彼の著作に魅了され、賛辞を送っている。ただ、河合隼雄の理論の一体なにがすごいのか、それを明確に述べている人はあまりいない。本章では、河合隼雄の心理臨床に関する病理論と治療論の意義をあらためて検討したいと思うのだが、まずは日本文化論から見ていくことにしよう。

†日本社会の中空構造

河合隼雄によれば、日本は心理的には「母性社会」の国であり、欧米の「父性社会」とは対照的である。このため、個人の個性や自己主張よりも、全体としての場の調和を重視する。戦前の父は社会制度に守られた家長としての強さを持っていたが、敗戦後、そうした制度が崩れると、父性の弱さが暴露され、母性優位の傾向はますます強くなっている。

ただし、アジアの他の諸国はもっと強い母性的な心理をもっている国もあり、日本はどちらかと言えば、父性と母性のバランスの上に立っている。日本だけが西洋の近代文明の取り入れに成功し、しかも西洋諸国ほど近代化の歪みを受けていないのは、父性的なものを受け入れつつも、母性的なものを保持し続けていたからだ。日本は母性社会ではあるが、不思議な中間状態にある。この中間状態を、河合隼雄は「中空均衡型モデル」と呼んでいる。

これは、中心に絶対的なものを置かず、空の状態を保つことで、対立するものや矛盾するものを排除せず、共存できるような均衡状態を保つ社会、ということだ。矛盾し対立するもののいずれかが中心を占めるときは、片方は抹殺されることになる。

たとえば中心に母性を置いた場合、父性を拒否する混沌としたものになるが、中心に空を保つとき、両者は適当な位置においてバランスを得て共存する。中心に父性を置く西洋の場合には、自らの力によって全体を統率するリーダーが理想とされるが、日本のリーダーの場合は、全体を調整する世話役のような役割が求められている。リーダーは力を持たずとも、ただ中心的な位置を占めることによって、全体のバランスを保つのだ。

したがって、日本では自己主張を抑え、場の空気を読むことを重視する。「日本人の集まりは、まず何よりも「全体としての場」が先に形成され、その場の平衡状態をいかに保つかということが、重要となってくる」（『母性社会日本の病理』）。それは、母性社会でありながらも、中心は空に保つ中空均衡型の社会だからである。

このような日本の中空構造は、古い神話の世界にも見ることができる。

『古事記』にはイザナキの三人の子ども、アマテラス、ツクヨミ、スサノオのうち、ツクヨミに関する物語はほとんど現われない。日本人は情緒的には太陽よりも月を重視しており、『万葉集』でも月を詠んだ歌が多いし、太陽暦ではなく、太陰暦を用いていた。しかし、神話の中では、月の神であるツクヨミは無為（変わらないもの）に等しい役割をもたされている。この中心は空であり、無であるという「中空性」こそ、日本神話の構造の最も基本的な事実である。

こうした日本神話の構造を「男性原理」と「女性原理」の対立という観点から見ると、どちらか一方が完全に優位になることはなく、片方が優勢に見えても、直後に他方が力を取り戻し、均衡が保たれることになる。スサノオとアマテラスという二つの神の対立も、ツクヨミという存在がいることで、均衡が保たれているのだ。

中心が空であることは、善悪、正邪の判断を相対化する。統合を行なうためには、統合に必要な原理や力を必要とし、絶対化された中心は、相容れぬものを周辺部に追いやってしまうのである。空を中心とするとき、統合するものを決定すべき、決定的な戦いを避けることができる。それは対立するものの共存を許すモデルである。（『中空構造日本の深層』）

日本が外来文化を取り入れ、それを中心に置いたように見えても、それは時が移るにつれて日本化され、中央から離れてゆく。消え去るのではなく、他の多くのものと適切にバランスを取りながら、中心の空性を浮かび上がらせるのだ。日本人は「中心」と感じているものに執着するが、「中心」の内容が変化すると、それに対する関心は消え失せ、新しい「中心」に関心を払うようになる。その都度の「中心」となるものは絶対的なものではなく、まさに「空」なのである。

強い父性を求め、「父権復興」を叫ぶ人々は、中空構造の空性を侵して父性を据えようとしているが、日本にはもともと強い父性などなかったし、一見、強そうな父親でも、「みんなはどうなのか」を一番に考え、個人的な判断を持っていないことが多い。なるほど、現代社会では合理的な思考や判断、主体性は必要性を増しているのだが、父性を復権させるのではなく、個々人が自分の状態を意識化する努力こそが必要なのである。

†ユング派の昔話論

日本社会の特質が中空構造にあることは、日本の昔話にも見ることができる。

ユング派の理論によれば、人間の心は意識も無意識も含めた全体としての中心、「自己」を無意識にもっている。だが、現代は自然科学の発達によって自我が肥大し、無意識との接触を失い、不安になりがちである。特に西洋人の場合、意識と無意識は明確に区別され、その中心に確立された自我をもっているため、この傾向は顕著と言える。つまり、「自己」という全体性を見失いがちなのだ。

しかし、昔話は荒唐無稽に見えながら、人間を世界の中に位置づける知を蔵しており、人間の全体性を回復する働きをもっている。伝説や神話も同じ働きをもつが、伝説は特定の場所や人物に結びついており、神話は民族、国家を基礎づけるものとして、かなり意識的に修正されている。これに対して、昔話は時代や文化の波に洗われているうちに、中核部分のみを残すことになったため、最も無意識的なものを示している。現代人が民話や昔話を求めるのは、自己の全体性を回復しようとする無意識の欲求なのである。

日本人も無意識を含めた自己の全体性を求めているのだが、もともと意識と無意識の境界が不鮮明で、意識もあまり自我によって統合されていない。このため、「日本人はむしろ、心の全体としての自己の存在に西洋人よりはよく気づいており、その意識は無意識内の一点、自己へと収斂される形態を持っている」(『中空構造日本の深層』)。要するに、日本人は西洋人に比べ、無意識を含めた自己の全体性に自覚的な面がある、ということだろう。

このため、日本では現実と非現実、意識と無意識が交錯し、「おとぎの国」は容易に「この世」と結合して、話は伝説的になってくる。日本の昔話が伝説に近いのはそのためだ。西洋の昔話は王女と王子の結婚によってハッピーエンドに終わるものが多いのに対し、日本の昔話ではそれが少ない。自我の強い西洋人が全体性を回復するには、失われたものと再結合することを必要とする。だが、最初から自己の全体性に生きる日本人は、失われたものも、結合する必要性もないのである。

†『昔話と日本人の心』を読む

ここで河合隼雄の『昔話と日本人の心』から例を挙げながら、日本の昔話に含まれている意味について、河合の主張を確認してみることにしよう。

「うぐいすの里」という昔話では、まず若いきこりが立派な館を見つけ、美しい女性に出会う。次に、女は男に留守を頼んで外出するが、ある座敷だけは決してのぞいてはいけない、と言い残す。しかし、この禁止は好奇心を呼び起こし、男は禁を犯して「見るな」と言われた座敷へ侵入する。そこには三つの卵があり、落としてしまう。帰ってきた女性はさめざめと泣きながら恨みごとを言い、うぐいすとなって、「娘が恋しい、ほほほけきょ」と鳴いて消え去る。ぼんやりと男が立っているシーンで物語は終わる。

こうした、「見るな」と言われた座敷（「見るなの座敷」）を見てしまい、そのために女性は消え去り、男性はもとの状態に戻るというパターンは、日本の昔話に広く見られる。

西洋の物語にも「見るなの座敷」は登場するが、それは自我の確立過程を示している。たとえば「忠臣ヨハネス」では、まず老王と王子が登場し、男性原理が優位な世界を展開する。次に老王は死の床に就き、父性原理が弱まり、王子は父の禁止を破って「見るな」と言われた部屋へ入り、禁じられた王女の絵を見てしまう。王子は絵姿に魅せられ、危機に陥るが、ヨハネスの機知によって危険を克服し、王女と結婚する。

これに類した英雄物語は多く、ユング派のノイマンによれば、怪物に捕えられていた女性と結婚するパターンは、自立性を獲得した自我が、女性を介して世界と再び関係を結ぶことを意味している。それは、失われたものとの結合による、全体性の回復と考えることもできる。

日本の「見るなの座敷」には、こうした結末はおとずれない。せっかく美女に会いながら、最後はすべてが消え失せた野原に、茫然と立ちつくすのだ。禁止の違反が冒険を呼び起こし、主人公の身分が上がっていくということはまれで、すべてを失った「無」の状態に至る。ノイマン説からすれば、これは一種の退行に見えるのだが、むしろ「無」に至ることが目的と言える。「無」は日常・非日常、男・女、主体・客体などの区別を超えて、一切をそのなかに含んでいるからだ。

こうした「無」を象徴するシーンは、別れて立ち去っていくところが非常に哀れだが、美しい光景となっている。そして、この消え去る美しさは日本人の美意識に結びついている。「無」の美しさで終わる「見るなの座敷」の物語は、日本には数多く存在する。たとえば「蛇女房」では、非常に美しい女性がやってきてプロポーズし、男はそれを承知して結婚する。女は自分が子どもを産むところを見ないでほしいと言うのだが、見ると実は蛇だった、というものだ。有名な「鶴女房」（鶴の恩返し）も、秘密を見ないでほしいという禁止を破る物語である。

いずれも、蛇や鶴といった異類（人間以外の存在）と結婚する話だが、こうした異類婚の話は他にもたくさんある。蛙女房、蛤《はまぐり》女房、魚女房、竜宮女房、狐女房、天人女房など。最後はほとんど男女の別れとなる点でも共通している。

同じ異類婚の物語でも、ヨーロッパの話では魔法で人間に変わって結婚するし（「美女と野獣」）、ニューギニアやアフリカの話では、トナカイと人間が平気で結婚するなど、人間とは違うから結ばれないということはない。しかし、日本の話はその中間で、異類であることを認識し、それを変身させて結合するのではなく、拒否（否定）してしまう。結末の別れのシーンが、「無」の美しさの余韻を残すのである。

この余韻は読者の主観によるものだが、ここに日本の物語のもうひとつの特質がある。西洋の物語は客観的な対象として分析、解釈し得る完結した構造をもっているが、日本の物語は、読者の主観を考慮した場合にのみ、その物語は完成された意味を持つ、というのだ。

わが国の物語は、むしろそれ自身としては完結していないように見えながら、その話によって聞き手が感じる感情を考慮することによって、ひとつの完成をみるものとなっている。つまり、日本人であるかぎり、黙って消え去ってゆく女性像に対して感じる「あわれ」の感情を抜きにして、この話の全体を論じることはできないのである。（『昔話と日本人の心』）

「あわれ」とは、完結に至る寸前における、プロセスの突然の停止によって引き起こされる美的感情であり、悲しく立ち去ってゆく、うぐいすの姿によって、われわれの美意識は完成される、というわけだ。こうした物語と読者の主観の融合は、現実と非現実、意識と無意識の区別が曖昧な日本人にとって、ごく自然なことなのかもしれない。そして、最後のシーンが「無」であるということも、中心が「空」であるという日本社会の中空構造を象徴している。

以上のような河合隼雄の昔話論は、大変興味深い解釈ではあるが、では心理的治療とどのように関わるのか、という点では、少し曖昧な部分も多い。ただ、河合は自らの治療において、母性原理にも父性原理にも偏らず、両者を取り入れながら治療を進めているので、この点は日本が中空構造の母性社会であることを考慮した結果と言えるだろう。

2　カウンセリングとそのプロセス

†初期のカウンセリング論

次に河合隼雄の治療理論に話を移すが、まずは初期の治療論である『カウンセリングの実際』に沿って、カウンセリングの原理と治療の進め方を見ていくことにしよう。（なお、臨床心理の専門家が行なうカウンセリングでは、治療というより心の相談という意味合いが強いので、「治療者」ではなく「カウンセラー」、「患者」ではなく「クライエント」と呼ぶのが一般的だが、河合隼雄の場合、治療的意味合いの強い心理療法を行なう場合には、「治療者」という言葉を使うことが多い。本章でもこのやり方で言葉を使い分けることとする）

カウンセリングにおけるクライエント（相談者）の目的は「悩みの解消」「問題の解決」「症状の消失」であり、カウンセラーは安易に解決策を提示せず、背景にある可能性に注目して話を聴こうとする。すると、悩みの背景にある家庭や幼少時のことに話が発展し、抑えてきた感情を表出するようになる。その感情への気づきから新しい認識、人格の再統合（自己理解）が生じ、それと同時に症状も消失するのだが、重要なのは症状の消失よりも、生き方の再発見なのである。

ただし、この過程で不安や恐怖をひき起こす場合も少なくない。不安や恐怖は治療への抵抗、防衛反応であり、これをまず処理することが必要になるため、カウンセラーはこうした気持ちの動きに注意しなければならない。

カウンセリングにおけるクライエントは、ある程度の主体性や同一性は持ち合わせているが、もうひとつうまく適応できない、という人たちであり、決して重い精神疾患ではない。彼らが適応するために必要なのは「現実をよく知ること」であり、外的な現実の吟味だけでなく、心の内部に対する現実吟味が必要になる。つまり、自分の感じている気持ちを知ること(=「自己了解」)が必要なのである。

しかし、人間には現実吟味に抵抗するような心の働きもある。それは、現実を認識することによって生じる不安を、自我が避けようとするからだ。これは自我の防衛であり、カウンセラーがそれを受け入れ、受容的な態度を示すと、この自我防衛は弱くなり、クライエントは思わず深い話をしてしまうのだ。

ただし、ここで深い話をしすぎると、再び不安が高まり、恐くなって次から来なくなる。そこで、カウンセラーはこの葛藤を理解し、自分の心の動きをバロメーターにして、危険を感じればクライエントの防衛を尊重し、大丈夫そうなら防衛を弱めて深い話をする、というような柔軟性が必要になる。

このように、カウンセラーは自分の内的な心の動きに敏感で、それを的確に理解できなければならない。それは患者の心を知るためというだけでなく、自分自身の心を知るためでもある。特にクライエントに対する否定的な気持ち（面倒くさい人だとか、話を続けるのがしんどいなど）は認めたくないものであり、自覚するのは難しいだろう。しかし、カウンセラーは自分の心を見つめ、相手に対する否定的な気持ちにも気づかなければならない。

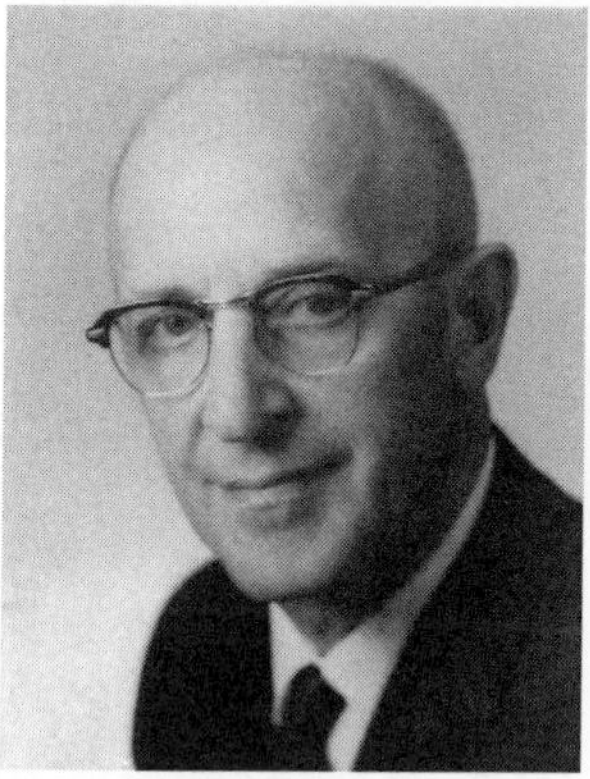

カール・ロジャーズ
（写真：ロジャーズ『クライエント中心療法の最近の発展』口絵より）

こうした自分の気持ちに気づいている状態を、カール・ロジャーズは「純粋」（自己一致）と呼び、カウンセラーに必要な条件だと述べている。これは、本当の自分の気持ちを自覚している、本当の自分と一致した言動ができる、ということであり、カウンセラーは自分の内面に耳を傾け、真摯に自分と向き合う必要がある。そうでなければ、カウンセラーの言動は微妙に矛盾を含んだものになり、クライエントはそれを敏感に察知し、不信感を抱いてしまうだろう。

ロジャーズは「純粋」の他にも、「無条件的積極的関心」「共感的理解」をカウンセラーの条件、基本的態度として挙げているが、これも河合隼雄が重視しているものなので、簡単に説明しておくことにしよう。

「無条件的積極的関心」とは、クライエントがどのような人格、状態であろうと、積極的に関心をもつことだ。言うは易しで、実践するのはなかなか難しいことだろう。無条件に関心が持てない、肯定できないのに、恰好だけそう見せかけるのは悪い結果を招いてしまうため、そういうときは、積極的な関心が生じるまで焦らずに待つ必要がある。

また「共感的理解」についても、経験のないことに共感できるのか、という疑問を持つ人がいるかもしれない。しかし、河合隼雄によれば、経験の意味を広く考えなければならない。頭痛の経験があれば、腹痛のことを少しはわかるように、ひとつの経験を豊かに深く経験することのできる人ほど、経験の枠組みを拡げることができる。

カウンセリングをする人は、自分の経験を深めることを考えねばなりません。同じひとつのことをしても深く体験した人は、それを共通の因子として多くのことが共感できるようになりますし、浅いところでとまっている人は、少しのことしか共感できません。（『カウンセリングの実際』）

この河合隼雄の主張は傾聴に値する。なるほど、私たちは他人とまったく同じ経験をするわけではないのだから、完全な理解には至らないかもしれない。しかし、それに近い体験、類似した体験があれば、その体験を媒介にしてある程度は理解できるし、また理解したいと感じるものだ。相手と自分の体験がある程度違っていても、同じ要素があれば共感できるし、相手もわかってくれたと感じやすい。

共感に対するこの理解は、まったく正当なものだと私は思う。昨今では、同じ体験がなければ共感はできない、むしろ相手に対する「わからなさ」(他者性)を尊重せよ、という主張も少なくない。なるほど、完全な理解はできないし、他者性の尊重も重要ではある。しかし、だからといって相手への理解をあきらめるわけにはいかないし、相手が本当に心配なら、それも当然のことだろう。だからこそ、私たちは類似した体験にもとづいて相手を理解しようとするのであり、共感を抱くことができるのだ。このとき、完全に同じ体験ではないことを自覚していれば、十分に他者性も尊重することになるはずである。

以上のように、河合隼雄のカウンセリング理論はロジャーズの強い影響を受けながらも、より実践面を考慮したものになっており、その洞察は非常に奥深いものを感じさせる。特に重要なのは、カウンセラーが自分の心の動きに注意し、そこから自分の感情に気づき、自覚すべきだという主張にある。これは一種の自己了解であり、ロジャーズが「純粋」（自己一致）と呼んだものだが、河合隼雄がこれを重視するのは、クライエントの心を理解するためでもある。

クライエントの自我防衛を突破し、自己実現の道へ入る際も、安易に自我防衛を破るのは危険であり、その危険性の徴候は、カウンセラー自身の心の中に何らかの反応として生じてくる。だからこそ、カウンセラーは自分自身の感情に対する注意を怠らず、自分の心の動きをバロメーターにして、クライエントの感情を理解し、臨機応変に行動しなければならないのだ。

もうひとつ、ユング派でもある河合隼雄が重視していたことがある。それは、ユングが「自己」と呼んでいたものであり、自我の主体性を超えて、心の中にある低いものを高く進ませるような働き、主体である。カウンセリングは「自己」の働きを拠り所にして、自我の防衛を弱め、より広い統合性をもった自我へと発展させることになる。簡単に言えば、無意識の力が治療をより正しく導いてくれる面がある、ということだろう。だがこの点は、また後で詳しく触れることにする。

†若き日の事例

ここで河合隼雄が若い頃に行なったカウンセリングの事例を、『カウンセリングの実際』のなかから取り上げてみよう。

クライエントは不登校の高校一年生の男子であり、最初は母親と担任教師が河合隼雄を訪ね、相談にやってきた。このとき、母親は知性的だが強い防衛がある、という印象であったらしい。次の面接では子ども（クライエント）を連れてきたが、横を向いて全然話をしない。その後、本人が来なくなり、祖父がやって来て、母親に暴力をふるうので家へ来てほしいと言われたが、はっきりと断った。

母親だけに暴力をふるう不登校の子は、大抵、母親との間で心理的な問題がある。事実、母親が仕事で留守がちなため、母親との接触が非常に薄く、父親も家では権力がなかった。このとき、河合隼雄は自分の力に余るようにも思えたが、その子とは感じが合うところがあるし、それにもし母親が問題なら、自分が母親的な態度をとる必要がある、そう思い直して引き受けることにした。

まずは母親と祖父に対して、カウンセラーと一緒に頑張る決意があることを確認し、とりあえず自宅へ行ってみることにした。そして、クライエントを外へ連れ出し、自転車で走ることになった。すると、彼は調子よく話すようになり、先生の家まで送ると言い出し、そのまま河合隼雄の家に上がり込んでしまった。このクライエントの治療は、相当親しい関係をもたずには進まないように思えたが、親しくしすぎることで、どこか深みを失っている感じもあり、人格の変容が生じないことが気がかりだった。

それ以来、クライエントは頻繁に家に訪ねてくるようになり、河合も「えらいことになった」と思ったが、決心はついていた。母親に温かさがないのなら、自分が「子どものためには何でもする母親」にならねばならない、ならばとことんやってやる、という気持ちだった。

この後、学校に行くと約束しても、結局は行けなかった、ということを何度も繰り返す。本人は、いくら決心しても朝は目が開かないと言う。河合は母親の役割を担っていたので、ひたすらクライエントを抱いている感じだったが、つらくても学校は行くべきだ、という父親の役割をはたすべき時が来たようにも思えた。そのため、一度は厳しい顔をして学校へ連れて行き、校門で別れたが、やはり「行っていない」と母親から電話があった。

このとき河合隼雄は、なかなか進展しない焦りがあって、まだ学校へ行ける段階ではないのに、早くに父親役をやりすぎたのだろう、もっと母親に戻らねば、と反省したようだ。また、こうも述懐している。本当は頻繁にクライエントの家に行くのはよくないし、カウンセリング場面だけで治るのが一番よい。しかし、自分（河合）の力量とこの子（クライエント）の力、家全体の力を合わせても、話し合いだけで解決する力はないので、仕方ないから会いに行く。河合は自転車で家に行きながら、よくこう思ったそうだ。「偉大なカウンセラーなら、こんなことしなくても治るのになあ」と。

しばらくしてから、母親は、祖父の命が長くない、長男が学校へ行くところを見せて安心させたい、と述べ、家の歴史を告白した。かつて破産し、懸命に商売をしなければならなかったので、この子の相手を十分できなかったのだと。河合は、「今の話を聞いたら、あんたが学校へ行けなかったのももっともだと思う」と述べ、お母さんが家の歴史をここまで言ったということは、あんたを大人として言ったんだと思う、大人は自分の意志で生き方を決めるものだよ、と諭した。すると、クライエントは相当行く気になったのである。

しかし、いざとなると、朝になってもやはり起きてこない。祖父と母親は、先生、どうか起こして連れて行ってくださいと言ったので、河合は、「あなた方は本気であの子を起こしたことがあるか！」と怒鳴ってしまった。クライエントも部屋から出てきたので、「今頃服を着てどこへ行くか！」と怒鳴ると、「ぼく、学校へ行きます」と言う。このとき、河合は恐い父親になって怒鳴ったのである。

でも、クライエントはやはり学校へ行けなかった。河合隼雄はこのときのことを、祖父の病気の話を聞いて焦りを感じ、現実を見る目を損なってしまった、と自己分析し、時が来ていないのに焦っても、行かないものは行かないのだ、と述べている。

その後、今まで親しくしすぎて、クライエントを自分から独立させていく作業が足らなかったと反省し、大学で約束の時間にのみ会うようにしたが、そうこうしているうちに、だんだんクライエントは元気になってきた。そして、家の仕事を継ぐ決心をした、お世話になった高校に挨拶に行きたいと主張し、実際、ちゃんと挨拶をして、その後、就職したのである。

事例の検討――心理臨床家の役割

以上述べてきた症例は、派手な症状を呈する精神疾患ではないし、症状や問題行動が劇的に解消された事例というわけでもない。原因の解明も明確ではなく、ユング派のような元型を介した無意識の解釈もされていない。カウンセリングなのだから、重い精神疾患に対する治療、セラピーと同列で比較するわけにはいかないが、一見、ポイントが見えにくい事例ではある。しかし、河合隼雄の心理臨床家としての基本的スタンスが示されている点で大変興味深い。

まず「父親的役割」と「母親的役割」を使い分けている点で、父性原理、母性原理を治療の軸に据えていることがわかる。大まかに言えば、父性原理は、指導することで誤りを正し、自立を促す働きかけであり、母性原理は、誤りや弱さを受け入れ、包み込む働きかけである。どの程度まで母性原理が必要で、どのぐらいから父性原理が必要になるか、そのさじ加減は社会によって異なってくる。

たとえば、父性原理の強い欧米社会では治療関係においても「契約」を重視するが、母性原理の強い日本社会では一体感的関係が尊重され、契約は「水くさい」と感じられる。日本は母性社会ではあり、欧米人よりも母性原理の必要性が高いのだが、しかし父性原理も重視する社会であることはすでに述べたとおりだ。したがって、治療者（カウンセラー）には母親的役割が求められる一方で、どこかで父親的役割にもなる必要がある。

クライエントが治療者に怒りを示したとしよう。母性原理で考えれば共感的な受容が必要ということになるが、その一方で、治療者が弁明もせずに受け止め、しかも姿勢を崩さない態度を示すなら、クライエントは父性原理の重要さを体験的に知ってゆくことになるだろう。

このように、治療者は父性と母性を共存させていなければならない。心理療法における「受容」は自我の確立を前提としており、父性を身につけた者が「受容」するところに意味がある。そうでなければ、途方もなく受動的になってしまい、建設的な働きかけは生じないのだ。

この症例においても、もともと父性の弱い家庭で育ったクライエントに対し、どこかで父性原理を導入しなければならないのだが、しかし母親に甘えることも少なかったため、まずは十分な母性が必要とされたわけである。

さらに重要なのは、治療者である河合隼雄が絶えず自分自身の心の動きに注意し、クライエントと自分の感情を理解するバロメーターにしていることだ。口で言うのは簡単だが、自分の心をしっかりと見つめ、自分の弱いところ、未熟なところを認めることのできる臨床家は、実際にはそれほど多くない。それは専門家という立場であればなおさらである。

しかし、この事例における河合隼雄は、驚くほど自分の弱さや心理的な問題点をさらけ出し、冷静に分析してみせているる。それは彼が優秀な心理臨床家であることを示しているのだ。

後にこの症例は「受容と対決」というテーマから、別の論文で再度検討されている。「心理療法における『受容』と『対決』」（一九七七年、『心理療法論考』所収）によれば、クライエントを受容し、かつ治療者が純粋であるとき、そこには必然的に「対決」が生じてくる。「対決」とは、今まで潜在していた心の葛藤が顕在化することだ。「親が憎い」と訴えるクライエントを治療者が受容するとき、クライエントの心の中に「でも、親に育ててもらっている」といった気持ちが生じるなど、憎しみの感情を平衡状態に戻そうとする力が働く。親への憎しみと親への感謝が「対決」するのである。

ここで挙げた症例の場合は、不登校は、母親からの分離不安を示していると同時に、母親の意に反して登校を拒否しているのであり、そこには母親への依存と反抗（自立）の葛藤（＝対立）がある。治療者はこうした葛藤を顕在化させ、対決を経験させなければならない。クライエントは、治療者の共感を支えにしながら、自らこの問題を解決してゆかねばならないのだ。

また、このような対決は治療者の内面においても生じるものであり、特に無意識レベルでの対決が重要になる。

この事例のさなか、河合はユング派の人たちとの対決を象徴するような夢を見た。それは無意識レベルでの対決であり、クライエントに対する自らの開かれた態度によって、個性化の過程が生じ、自らの葛藤（対決）が無意識の中で活性化したのではないか、と河合は述べている。そして、この無意識における対決は、ちょうどクライエントの内面における対決と同型であり、河合隼雄がユング派からの自立を要請されているのと同じように、彼は母親からの自立を要請されている。それは無意識における対立であり、意識内では、学校に行きたいのに行けない、という対決になっている。

このように、治療者自身が強い対決（葛藤）を経験するからこそ、クライエントの対決に対して共感が生じるのであり、特に無意識レベルにおける対決の同型性こそ、深い共感を生み出している。先に述べた共感の理論は、河合隼雄にとっては無意識の経験を含んでいるのである。

†成熟モデルと自然モデル

以上のような治療論は、自然科学の枠組みからすれば異様に思えるかもしれない。クライエントの葛藤（対決）が生じた直後に、実際に治療者の無意識において葛藤が生じたのだとしても、そこに因果関係を見出すことはできないし、偶然の一致とも言えるからだ。

しかし河合隼雄によれば、治療者が因果的思考にこだわれば、治療に弊害が生じる場合も少なくない。むしろ治療者は因果的思考を放棄し、クライエントに対して心を開いて会うことで、クライエントは自ら「治る」力を発揮しはじめ、自ら考え、クライエントなりの因果的把握が行なわれることになる。

このとき、治療者はクライエントの主観的な現実把握に寄りそって進むべきなのであり、それと同時に自分自身の主観にも留意しなければならない。


分析家と被分析者の関係は、自然科学における観察者と対象との関係と異なり、「切断」を行なうのではなく、むしろ、主観的なかかわりを大切にするのである。このとき、分析家が相手と同一化してしまっては、混乱してしまう。さりとて、まったく相手から切断された客観性をもつと、分析は進展しないのである。(『心理療法序説』)

要するに、治療者(分析家)は自然科学のように相手を客観的に分析するのではなく、自分の主観に眼を向けることが必要であり、相手と接していて自分の心が動くとき、この動きに注意しなければならない。ただ、この時は一種の同一化に近い状態で、相手の身になって感じるわけだが、同一化に身を任せすぎると、自分の感情と相手の感情が混同されるなどの混乱が生じやすい。したがって、それを感じている自分を、一歩引いて見つめる視線も必要、ということだろう。

このように、心理療法は人間を対象とする科学の一分野だが、自然科学と方法を異にしている。人間は生命あるものとして全体的に見る必要があり、客体として突き放すのではなく、自ら相互作用的にコミットする態度で関わらなければならないからだ。

自然科学における「科学の知」では、自分と対象との間に明確な切断があり、そこに主観は持ち込まず、世界を対象化して捉えようとする。これに対して、心理療法の場合は「神話の知」が必要であり、それは対象に主観的な意味を見出そうとする。「神話の知」はその人にとっての意味、物語であり、心理療法では、クライエントがこれを見出してゆくのを援助するのである。

治療モデルという観点から言っても、人間存在を扱う心の治療に関しては、病因の発見と意識化によって治療する「医学モデル」や、病因の発見と助言・指導によって解決を図る「教育モデル」など、自然科学（因果論）的思考の治療モデルは有効ではない。必要なのは「成熟モデル」であり、治療者の開かれた態度によって自己成熟過程を促し、それによって問題を解決する方法にほかならない。クライエントの心の自由な働きを妨害せず、自己成熟の力（自己治癒力、自己実現の力）に頼るのだ。

ただし、成熟モデルも治療者の態度次第では破壊的な傾向もあり得る、と河合は言う。実際、治療者が自分の役割を過信し、自己治癒力が急激に行動化されれば、性急な「死と再生」のパターンが起こり、自殺という危険さえある。したがって、治療者は自らの限界を知り、限界を

カウンセリングの方法

①カウンセラーは自分の心の動きをたよりにクライエントの心を理解
・共感による理解　……**母性原理**
（類似した過去の経験から共感的反応が生じる）
・無意識の働きによる理解
（カウンセラーの深層意識がクライエントの深層意識に反応）

↓

②カウンセラーによる無意識の指摘（**成熟モデル**）　……**父性原理**

↓

③強い働きかけよりも、自己治癒の力を優先（**自然モデル**）

↓

④クライエントの物語の再構成（無意識の働きに留意する）

超えると判断すれば、それを率直に話し合うほうがよい。そして、自分の力で「治す」というより、自然に「治る」のを待つような態度が必要になる。これは自然な治癒に任せるという意味で、「自然モデル」と呼ぶことができる。

教育との関係で捉えれば、自然モデルは「教える」よりも「育つ」を重視するモデルと言える。

教育において「教える」ことは重要だが、全体の状況を見なければ害になるので、「育つ」ことにも目を向けなければならない。ただ、教えることよりも、ゆとり、自由を重視しすぎるのも好ましくない。自由には何らかの枠がないと、かえって深い不安に陥ることもある。自分を縛る枠を作ってしまう場合もあるだろう。それでは意味のある結果は得られない。この点、心理療法では場所や時間などの枠があり、その枠内で自由が許されており、「育つ」ことに焦点を当てている。ロジャーズの非指示的カウンセリング（指示や指導を行なわず、共感と受容を中心とする技法）の考え方は、その典型と言えるだろう。

しかし、この考え方は十分に理解されていない。ロジャーズ理論は教育現場にも影響を与えたが、一方で「補導かカウンセリングか」という対立的な捉えられ方になっているからだ。生徒指導の立場にある補導派の教師は「生徒を厳しく取り締まるべきだ」と主張し、カウンセリング派の教師やスクールカウンセラーは「補導は生徒の自主性を奪うものだ」と反論する。この「補導」と「カウンセリング」の対立は、まさに「教える」と「育つ」の対立であり、「治す」と「治る」の対立を示しているのだ。

河合隼雄はこうした対立に苦言を呈し、教育現場においては「厳しく優しく」接し、規則を守りつつ自由を確保できるように接することこそ重要だと主張する。また、カウンセリングの現場でも「育つ」を重視するだけでなく、ある程度の段階に達すると「教える」ことが必要になる。それは、母性原理だけでなく父性原理の導入も必要という論理と同じなのである。

3　深層意識の構造と心理療法

†深層意識と自己

さて、河合隼雄の治療論をさらに詳しく知るためには、彼の考える心の構造、深層心理の理論を理解しておかなければならない。そこで『心理療法序説』と晩年の論文に基づき、このあたりの考え方について見ておくことにしよう。

まず心の構造についてだが、意識は層構造をもっており、表層意識と深層意識に大きく分けられる。表層意識のイメージは日常生活における具体的な物と密着しているが、深層意識でのイメージはこれとは独立に働いている。それは、「妄想」「幻覚」などと言われることもあり、意識の表層と深層の混同が生じてくると、二つのイメージのバランスがとれなくなり、「異常」と言われることになる。しかし、深層意識そのものは異常ではなく、ひとつの現実を見ているのであり、無秩序というわけでもない。幻覚や妄想には、神話・昔話にも共通するようなイメージ（集合無意識にある時代や文化を超えたイメージ）の元型が認められるからである。

こうした表層意識と深層意識の構造は、基本的にはユング心理学に基づいているが、井《い》筒《づつ》俊《とし》彦《ひこ》の『意識と本質』にも影響を受けている。

井筒の構造モデルでは、「表層意識」（A）の下に深層意識があるのだが、この深層意識はさらに区分される。「無意識」（C）の上に「言語アラヤ識」（B）の領域があり、さらにその上にあってBとAの間に広がる中間地帯（M）には、イメージの場所がある。これは表層意識と無意識の中間に広がる深層意識、イメージの世界なのだ（左図）。

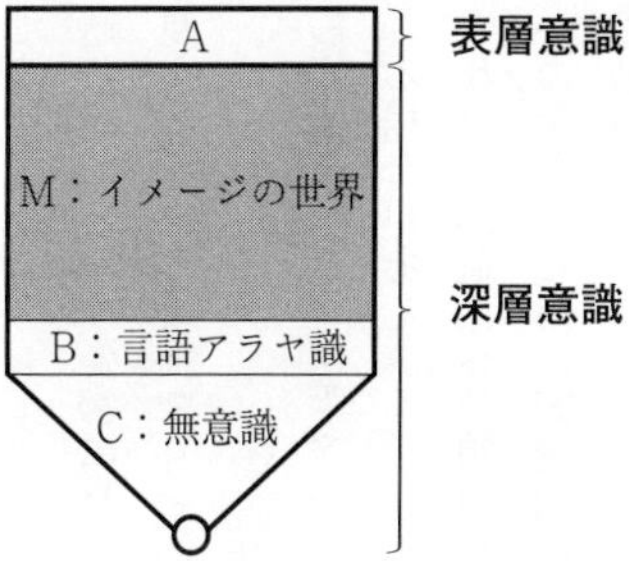

河合隼雄『心理療法序説』（岩波現代文庫、2009年）p 42、図1を元に作成

表層意識（A）のイメージは、外界の事物に即している。糸杉を認知するときも、心の中の糸杉のイメージを適合させて、「糸杉がある」と認識する。「私の母は恐ろしい」と言うときも、恐ろしい母親のイメージがそこに働いているので、心理療法家はその現実を共に考えてみる必要がある。一方、深層意識にあるM領域のイメージは、「説話的自己展開性」と「構造化への傾向」という二つの特性がある。

イメージは機会さえあれば説話的に展開しようとする傾向があり、これを「説話的自己展開性」と呼ぶのだが、それを知るには夢に頼るのが効果的である。夢は自律的で表層意識のコントロールを受けないからだ。夢を解釈する場合、それを表層意識にどう取り込むか、という姿勢になりやすいが、夢は深層意識による現実把握であり、その現実のままに見ようとする姿勢で耳を傾けたほうが、クライエントの心の深層意識は活性化されやすい。

こうしたイメージの説話的展開が時間の流れとともに動くのに対し、イメージは無時間的（同時的）に、まるでマンダラ図のように、元型の相互連関的な様相が一つの構造として提示される場合がある（ユングによれば、元型とは原始的イメージを形成する型であり、集合的無意識に存在する）。これが「構造化への傾向」であり、それは夢や幻覚、幻像、そして絵画や箱庭などにおいて、心の深層から自己顕現的に浮かび上がってくる。そのイメージは深い層から生まれているほど、感動が深くなる。

治療者はこうした表現が、意識のどのような層から生まれてきたのか、感じ取らねばならない、と河合は言う。特に深層意識から生まれているイメージについては、表層意識において理解するというより、治療者が自らの深層意識（M領域）を働かせて、クライエントの深層意識（M領域）を直接的に感じ取る必要がある。

それは、治療者がクライエントの深層にある心的現実を、自分自身の深層における現実として見る、ということでもある。このことが、クライエントの自己実現を促すことになるのだ。

†自己実現と物語

心理療法が目指しているのは、クライエントの個性を伸ばすこと、自己実現である。

自己実現といっても、自我の確立ということではない。確かに西洋の心理療法においては、自立的な自我が理想とされ、自立、主体性、統合性を中心に、強い自我を作ることが心理療法の目標となってきた。西洋の近代社会では、自立的な自我を持った個人こそ望ましい個人とみなされてきたからだ。そして、個性を伸ばすことが病の克服につながると考えられ、個性の伸長、自己実現といったことが重視されてきた。

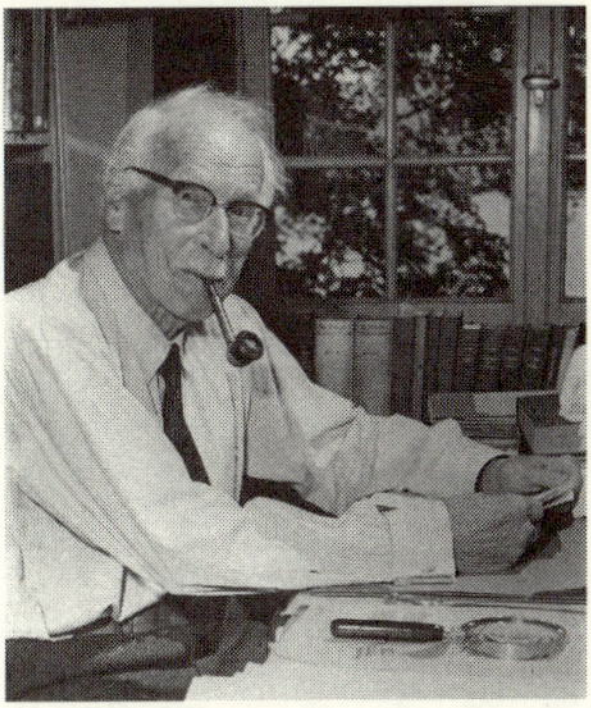

カール・グスタフ・ユング
(写真：共同通信社)

しかし、強い自我ができても、人間には不安が残る。社会への適応が達成されても、「私とは何か」「私はどこから来てどこへ行くのか」という根源的問題にぶつかるからだ。そのため、ユングは自我に焦点を当てる心理療法の限界を悟り、自我が意識の中心としての重要性を持つのに対し、意識、無意識を共に含んだ人間の心の全体の中心としての「自己」を強調するようになった。

この「自己」はしばしば「老賢者」のイメージで顕現し、個性化に際してアドバイスを与えてくれるため、意識における自我が自分勝手な思い込みで突き進むことはない。意識された「私」に対して、無意識にある「私」が口を出し、より統合された「私」の進むべき道を示唆する、ということだろう。

河合隼雄のいう自己実現とは、表層意識だけで進展する自我の確立、アイデンティティの確立のようなものではなく、ユングと同様、自我と自己の共同作業を通じて進展する個性化なのである。そして、こうした自己実現は、「物語」を介して進展する。

心理療法においては治療者の態度が大切で、「関係性」がうまく成立すれば、クライエント自身が「治る」という感じが強く、病理的診断よりも「見たて」が重要になる。「見たて」とは、クライエントと共に「物語」を作り上げてゆけるかを見たてる作業であり、これは関係性に対して開かれた態度を必要とする。それは結局、治療者自身の人間性が重要になるということであり、「見たて」においては、自分の感じ、直観などを尺度として用いるのである。

河合隼雄によれば、クライエントは意識の主体性や総合性が脅かされているため、意識のあり方を改変してゆかなければならない。この改変には、意識と無意識の関係をよく知り、無意識の声に耳を傾けることを必要とする。それは深い層との関係になればなるほど「物語」の形をとる。だからこそ、「物語」の「見たて」が必要なのである。

注意しなければならないのは、物語には無数の読みが可能であるということだ。治療者による物語の解釈は「好みの物語」にすぎないのに、治療関係が上下関係のようになると、まるで「正しい物語」を告げられたようになってしまい、治療が進展しなくなる。

治療者もある程度の筋道を考えているのだが、クライエントの自主性、無意識の自律性に心を開くことこそ、治療過程を進展させ、物語を創り出すことになる。「たとえば、箱庭療法の場合に、そのような過程が生じているのに、うっかり「解釈」をして、妙に自我の関与が生じてくると、治療は停滞してしまう。そこで治療のプロセスが生じはじめると、解釈をせずにそれを見守ることが大切となる」(『心理療法入門』)。重要なのは、クライエントの自己治癒のはたらきを途中で妨害しないことなのである。

とはいえ、クライエントの提示する読みは、意識的な自我の読みであることが多いので、治療者はクライエントの語りに耳を傾け、それをもっと深く(深層意識の働きを)読む必要がある。それは、治療者の意識的な解釈を優先するということではない。物語の脚本を書くのは治療者でもクライエントでもなく、無意識の世界から生まれてくる可能性なのである。

†治療者の態度と逆転移

心理療法の目的が「自己」の実現であると言っても、それはあくまでユング派の治療において言えることであって、他の心理療法は必ずしもこれを目指しているわけではない。では、河合隼雄は他の心理療法をどのように考えていたのだろうか。

河合はクロッパーとシュピーゲルマンの分類に基づき、「治療の過程」と「患者の現実」をそれぞれ〈外的〉〈内的〉に分けた上で、各種の心理療法を四つに大別している。

行動療法や精神分析のように、症状の解消や行動の変容が目的なら、「治療過程」は〈外的〉であり、ユング派やロジャーズ派のように、内的イメージを扱い、自己実現や内的な成長を目的とするなら治療過程は〈内的〉と言える。一方、「患者の現実」という点で〈外的〉なのは行動療法やロジャーズ派であり、外的な行動に焦点が当てられている。これに対して〈内的〉なのは精神分析やユング派であり、自由連想や夢などを扱い、無意識の領域に焦点を当てている。

心理療法家は自分なりに得意な技法を身につけ、それを中心に治療するにしても、その技法だけに執着してはならない。ここに挙げた四つの心理療法を、クライエントの状況に応じて柔軟に用いなければならないのだ。たとえば、行動療法の治療者が行動の変化を行なっていても、クライエントが家族の話などを始めれば、ロジャーズ派のように傾聴することになるだろうし、ユング派が夢を素材に話し合っていても、対人恐怖の人が思い切って友人に会ってみると言い出せば、行動療法の領域に動くことになる。

このように、河合隼雄は特定の心理療法（ユング派）のみにこだわっているわけではない。そもそも心理療法の種類よりも大事なのは心理療法家の態度であり、特に転移／逆転移が生じた場合にどのような態度をとれるかが、治療の行方を大きく左右する。

逆転移とは、治療者の内面に生じるクライエントに対する感情的な反応である。かつてフロイトは、逆転移は分析を混乱させるものであり、避けられなければならないと主張したが、ユングは無意識の創造性を認める立場から、逆転移にはむしろ治療的意味のある場合も多いと指摘した。現在では、精神分析家も逆転移の治療的意味を認めており、治療者の感情的な反応が有効に働く場合もある、という考えが広まっている。

たとえば、クライエントが「ああ言えば、こう言う」ような応答を繰り返すと、治療者は「どうせよと言うのか！」と怒鳴りたくなるものだ。しかし、この「どうしようもない」という状態こそ、クライエントが日常場面で経験していることであり、それが今、自分（治療者）にも実感されているのだと知れば、怒りの感情は消え、共感をもって話し合うことができる。

また、河合隼雄はこんな事例も挙げている。

クライエントが子ども時代の苦しい経験を語り、父親が厳しく、残酷だったと、涙ながらに話したが、河合は何だか感情がついてゆけない。するとクライエントが怒りはじめ、治療者が涙を流さずに平気でいるのはけしからんと文句を言った。河合は、涙が出ないのだから仕方がない、などと薄情な応答をしていると、クライエントはますます激怒し、怒りと涙の時間がしばらく続いた。そして、この興奮状態がやや収まると、「先生、私がこのように目上の男性に正面から怒ることができたのははじめてです」と言いはじめた。このとき、河合隼雄は自分が冷厳な父親の役割を知らずに演じていたことに気づかされたのだ。

このように、ネガティヴな逆転移の感情も意味を持つことが少なくない。

無論、治療者のコンプレックスが関わると、治療者とクライエントのコンプレックスが共鳴し、浅くて強い転移／逆転移が起きるだろう。それは治療において、大きなリスクをもたらす可能性がある。しかし、治療者が教育分析などによって自分のコンプレックスを克服していれば、むしろ同じコンプレックスを抱えるクライエントの気持ちがよくわかり、肩入れしたくなるものだ。そこに生じる治療者の共感的な理解が治療を促進する。この場合、治療者の感情は相当に動くので「逆転移」が生じているのだが、ただし治療に対して肯定的な働きをしているのである。

このように、逆転移が治療に有効に働く場合、深くて強い転移／逆転移が生じ、心の深い層が活性化される。その際、転移が「個人的なもの」か「集団的なもの」か、ある程度区別する必要がある。

ユングによれば、集団的な転移とは元型的イメージに対する無意識的反応のことであり、クライエントの個人的経験に基づかない転移である。

たとえば母親転移が生じた場合でも、個人としての母に対する感情転移なのか、母なるものとしての元型的イメージの転移なのかを判断しなければならない。治療者を魔女のような恐ろしい存在とみなすなど、現実の母親とはかなり異なった投影であれば、それは元型から生じた集団的な転移と見ることができる。元型的イメージは人間的なものを超えるので、それと気づかずに応えようとする逆転移が生じれば、治療は破綻してしまうだろう。そのため治療者は、自分にとって母なるものの元型がどのような意味を持つのか、できるだけ意識化しておく必要がある。

無意識にある元型を把握するには、治療者は意識的に理解しようとするよりも、自らの無意識の働きに頼らざるを得ない。相手の言った内容に関して自分の意識を関わらせてゆくのではなく、意識と無意識の境界を曖昧にし、相手の言ったことを熱心に聴くのとは違い、自らの無意識の反応に委ねるのである。

こうした元型の把握にかぎらず、心理療法の全体にわたって、表層意識の展開と同時に深層意識における展開にも注意する、という二重性を念頭に置いておく必要がある。これは別に、クライエントの表層意識と深層意識の両方に、治療者の表層意識を向けて把握する、ということではない。クライエントの深層意識の把握においては、治療者自らの深層意識の働きに委ねることが必要になるのである。

4　日本人論と治療の本質

†日本人への心理的治療

ここまで河合隼雄の主要著作をとおしてその理論を解説してきたが、もう一度理論全体を整理しながら、その意義を検討してみることにしよう。

まず、河合隼雄が昔話に関心をよせたのは、西洋の心理療法を学んだ後、これを文化の異なる日本人にそのまま適用できるのか、日本人に合った心理的な治療が必要ではないのか、という問題意識からだった。そこで河合が日本人の心理を探る手掛かりに選んだのは昔話である。

西洋の昔話では、英雄が怪物を退治して美女と結ばれる話が多く、それは自我が無意識と再結合し、「自己」という心の全体性を回復することを示している。西洋では自我が強くなりすぎて、無意識との接触を失いがちだが、昔話はこの無意識を喚起する力を有しているのだ。

しかし、日本の昔話では男女の別れが結末に訪れ、最後は女が立ち去り、哀れを感じさせる美しい光景で物語は終わる。「見るなの座敷」を見たため女性は消え去り、男性が人間的に成長するわけでもなく、ただ元の状態（無）に戻るにすぎない。

この点については、まず日本人は西洋人と違って自我が弱く、意識と無意識の境界が曖昧で、無意識に準じて行動することが多いため、あえて無意識的なものと結合する必要性がない、と考えることができる。また、「無」が重視されている点については、日本の社会が絶対的な中心を持たない中空構造であることを意味している。

中心が空（無）であるということは、対立する原理もどちらか一方が極端に優勢になることはない、ということでもある。こうした中空構造ゆえに、日本では父性原理と母性原理が対立せず、均衡を保っているのであり、この均衡は、日本人の心の治療において大きな意味を持っている。

日本は基本的には母性社会であり、母性原理に基づく一体感的関係が強く、父性原理の強すぎる西洋流の治療、つまり自立を強く促す治療はうまくいかない。しかし一方では、母性原理も絶対的ではなく、西洋的な父性原理の取り入れに成功しているため、日本人の治療には父性原理も必要になる。母性原理とも言える「受容」もまた、父性を身につけた者が「受容」するところに意味があり、患者の感情を受容しつつ、しかも泰然たる姿勢を崩さない治療者の態度から、クライエントは父性原理の重要性を知るのである。

このように、日本人に対する心の治療においては、父性原理が強すぎてはいけないし、自立、自我の確立を性急に求めるべきではないが、母性原理一辺倒で行なうのもいけない。まずは母性原理に基づいて受容し、甘えもある程度までは許容したほうがよいのだが、次第に父性原理も必要になってくる。治療者は父性と母性を共存させていなければならない、というのが、河合隼雄の心理臨床に対する基本スタンスなのである。

そもそも母性原理は、母と子の一体的な融合関係に見られるように、無条件の承認と愛情を感じられるような信頼関係であり、濃密な二者関係を原理とする。それは愛と承認に強い不安、歪んだ自己理解（自己物語）を抱えるクライエントにとって、不安を緩和し、新たな自己物語を紡ぐための、不可欠な関係性となるだろう。

だが同時に、そこには第三者の視点、社会的なルール性が欠けており、きわめて危うい関係に陥る危険性があることも否めない。ラカンも適確に指摘しているように、二者関係の危険性を回避し、第三者を導入すること、父性の重要性を認識することが必要になる。

だとすれば、河合隼雄が父性原理の導入を重視したことは、やはり正しかったのだ。先に述べたクライエントへの共感にしても、コミットしすぎて分析家が相手と同一化してしまっては、自分の感情と相手の感情を混同し、混乱してしまう。そのため、自然科学的な客観的態度が強すぎてもいけないが、自分を一歩引いて見つめる視線（第三者の視点）も必要になる、と河合は述べている。これも言い換えれば、母性原理に加えて父性原理も必要、ということと同じなのである。

このように考えるなら、これは日本人にのみ適用できる原理ではなく、東洋人であろうと西洋人であろうと変わりなく、心理臨床における一般的な原理と言える。もちろん、母性原理の強い社会と父性原理の強い社会、あるいは両方の原理がバランスよく成り立っている社会では、どの程度まで母性的な受容を持続するか、父性原理をどこで導入するかは異なってくる。そのさじ加減こそ重要なのである。

†クライエントは自分で治るのか？

ところで、河合隼雄はかなり早い時期からクライエントの自己治癒力を信じ、これを引き出すことが自己成熟の過程を促すはずだと考えていた。しかし、こうした「成熟モデル」に基づく治療を続けるうちに、ある問題点があることに気づかされた。たとえば、母親的態度から父親的態度に性急に変われば治療は滞り、むしろ混乱することがある。治療者の態度を強調しすぎると、自己治癒力が急激に行動化され、自殺の危険さえあるのだ。このため河合は、治療者は自らの限界を知り、「治す」というより自然に「治る」のを待つような態度こそ重要である、という「自然モデル」を重視するようになった。

ここで仮定されている自己治癒力は、実は多くの心理療法でも仮定されている。ロジャーズのクライエント中心療法なども「人間には成長へ向かう自然な傾向がある」と主張され、傾聴するだけでクライエントは自然に成長へ向かう、と考えられている（成熟モデル）。河合隼雄はこの考えの重要性を認識しつつも、心を治すのは治療者の態度というより、深層意識にある無意識の働きではないかと考えた。

まず心理療法においては「物語」を作り出すことが重要であり、自己の行為、人生に対する意味づけが必要になる。症状や悩みとは、自分の「物語」のなかにそれらをうまく取り込めないことであり、どうすべきかと苦闘しているうちに、無意識の働きによって、背後にあるものの視点から見ることができるようになる。全体として構図が読みとれるようになり、満足のゆく物語が形成されるのだ。

この場合、治療者は解釈を強く押し出すのではなく、クライエントの自主性、無意識の自律性に心を開くことが必要になる。表面的にうまくいっているように見えるケースでも、深層においては真逆の反応を示していることもあり、それを無視すれば、大きなリスクを背負う可能性もある。そのため、治療者は表層の現実だけでなく、深層の現実（無意識的な心の動き）にも留意し、配慮しなければならない。物語の脚本を書くのは治療者でもクライエントでもなく、「無意識の働き」なのである。

河合の治療論にこのような「無意識の働き」が仮定されている点に、強い抵抗を感じる読者もいるだろう。しかし、それを科学的な実証が不可能だという理由だけで、すべてが間違っていると判断するわけにはいかない。

患者が自己の物語を再建、再構成することは、心の治療において大きな意味を持っている。なぜなら、人間が一定の安心感をもって生きていくためには、自分がどのような人間であるのか、何を望んでいるのかを、ある程度知っていなければならないからだ。自己の物語はアイデンティティの不安を拭い去り、納得のいく行動を選択するための指針となる。もしこの物語が歪んでいたり、壊れていれば、私たちは強い不安にさらされ、誤った行動を強迫的に繰り返してしまうだろう。だからこそ、物語の構成はとても重要なのである。

ただし、「正しい物語」を治療者が解釈し、クライエントに教える、ということではない。古典的な精神分析家や認知療法家であれば、こうした合理的な解釈や理解の修正を重視するところだが、河合隼雄の考えでは、物語を形成する主体は無意識ということになる。まるで治療者やクライエントの意志とは異なる、無意識の意志があるかのような言い分だが、クライエントや治療者が意識的に、頭で物語を構成するというより、クライエントや治療者の感情、意図せざる心の動きこそ、物語を構成する軸になるのだと考えれば、それほどおかしな主張とは言えない。

私たちは自分の感情や身体の反応から、「本当の自分」に気づかされたように感じることがある。ある行動に不安を感じ、その行動をつい避けてしまったとしたら、その人は自分の不安を強く自覚せざるを得ないだろう。このような感情、心の動きへの気づきを「自己了解」と呼ぶなら、まさしく自己了解こそ物語を構成する中心的な心の働きだと言える。治療者やクライエントが意識的に解釈する以前に、こうした気づきこそが「物語」を構成するきっかけとなっているからだ。

自己了解における気づきでは、クライエントは自分で意識的に解釈したわけではないので、どこか外部の力のおかげだと感じやすい。そもそも自己了解は「気づかなかった本当の自分」を発見したように思えるので、無意識が強く意識されやすいのだ。一方、治療者は自分の解釈ではないため、クライエントは自分の力で気づき、自然に治癒へと向かいつつあるのだ、と思いやすい。そこに、「自己治癒の力」「無意識の働き」が想定されたとしても不思議ではない。

このように、「自己治癒の力」「無意識の働き」を想定せざるを得ない経験の本質は、無意識的な自己への気づきであり、自己了解に他ならない。自己了解は自らの欲望や不安、思考を知ることなので、自分がこれからどうすべきなのか、納得のいく判断、行動に結びついている。自己了解を介して物語を構成することが重要なのは、まさにこのためなのである。

†心の治療の本質

最後に、治療者が自分の心の動きを拠り所にして治療を進める、という考え方について検討しておきたい。

河合隼雄は心理療法の実践に関して、「自分の心の動きをバロメーターにすること」をしばしば治療者たちに勧めている。特に、クライエントが自分の抑えてきた感情に気づき、自分がどのような人間であるのか、自己認識を刷新するとき、強い不安から拒否反応（防衛）が生じやすい。このとき治療者は、自分の心の反応をたよりにして、危険を感じればクライエントの防衛を尊重し、十分に待たなければならないし、大丈夫そうなら逃げずに突っ込む、といった対応をしなければならない。

では、治療者が自分の心の動きに注意を向けた場合、その反応から何がわかるというのだろうか？

河合は深層意識にイメージの世界であるM領域なるものを想定し、治療者は自分自身の深層意識（M）を働かせることで、クライエントの深層意識（M）における現実を実現しなければならない、と述べていた。要するにこれは、治療者の無意識がクライエントの無意識を直接的に感じ取る、ということだろう。このため、治療者は自分が無意識に感じ取ったものを知るために、自分自身の心に目を向け、それを治療の指針にしなければならない。

　言うまでもなく、このような心の深層構造の仮説を前提にした理論の正しさは、科学的に証明できるものではない。だが、無意識に相手の無意識を感じとった、と感じた経験の意味については、誰もが納得し得る意味を、共通了解が可能な本質を取り出すことができる。

　私たちは誰でも、相手の感情を無意識のうちに捉えていた、推論せずとも直観的にわかった、と思えるような経験を持つことがある。それは、相手の無意識を自分の無意識が直接捉えたかのようにも思える。では、一体なぜそう思えるのだろうか。

　たとえば、クライエントの主張する心の現実（世界の捉え方）に対して、治療者は意識の上では現実と異なるように思えても、無意識的には共感してしまうことがある。これについて河合は、同じ因子を持つ経験をしていれば、見た目には異なる経験であっても共感できるからだ、と述べている。なるほど、同じような意味を持つ経験であっても、一見、かなり異なるように見える経験であれば、即座に理解することは難しいだろう。しかし、その経験の本質が同じであれば、治療者は自分でも気づかないうちに心を動かされ、共感が生じる可能性も高いはずだ。

　こうした共感の経験は、頭で相手を理解したのではなく、自分の身体で感じとったことなので、無意識のうちに相手の感情を悟った、という考えに結びつきやすい。クライエントの無意識を治療者の無意識が直接捉える、という河合隼雄の深層心理学的な理論も、このような経験から生まれたのだと考えれば理解できる。

以上のように、河合隼雄の理論は心の深層構造や「自己」の存在など、証明し得ない仮説が多く含まれており、科学的に証明することは難しい。「無意識のうちに相手の無意識を捉える」という考えや、「自己治癒の力」「無意識の働き」なども、実証することはできない。

しかし、治療に役立たないかと問われるなら、決してそんなことはない。むしろ臨床の実践においてはこの仮説がうまく機能し、治療効果を生む可能性は少なくない。なぜなら、「自己治癒の力」「無意識の働き」といった理論は、自己了解が生じる過程から見出され、「無意識のうちに相手の無意識を捉える」という理論は、共感が生じる過程から見出されているからだ。

共感性も自己了解も、心理療法においては不可欠なものである。自己了解が生じてこそ、人は自らの欲望や不安、思考を知り、自分が本当はどうしたいのか、これからどうすべきなのか、その指針となる物語を築くことができる。だがそうした物語は、信頼できる人間に承認され、共感されてこそ、真に納得できるものとなる。なぜなら、私たちが歪んだ物語に執着し、新しい物語をなかなか受け入れられないのは、周囲に承認されないかもしれない、という不安がつきまとっているからだ。だからこそ、治療者の共感、承認が必要になるのである。

ただし、共感ばかりに重点が置かれても、過剰な同一化、感情の混同などが生じ、二者関係に特有なリスクが生じてしまうため、第三者の視点（自分を一歩引いて見つめる視線）が必要になる。このことは、河合隼雄も十分に認識していた。だからこそ、母性原理ばかりを重視するのではなく、父性原理も必要だと再三にわたって述べているのである。

このように考えてくると、河合隼雄の心理臨床家としての奥深さにあらためて驚かされる。無論、自然科学の観点からみれば、彼のユング派的な深層心理学の理論が正しいとは言えないし、証明することもできないだろう。しかし重要なのは、その治療論の本質を見きわめることだ。私はここで述べたような理由から、河合隼雄の治療論が本質的な正しさを持つと考えている。

その根底にあるのは、深い人間洞察である。共感を介した自己了解をとおして自己の物語を築くこと、そしてその物語を冷静に見つめ直し、第三者の視点から吟味すること、そのいずれもが、人間が自由に生きるためには不可欠なものだ。それは心の治療という枠を超えて、誰もが求め、必要としている人間の一般的なあり方(一般存在様式)だと言える。この人間論こそが、河合隼雄の思想の背景にあるものなのである。

参考文献

河合隼雄(河合俊雄編)『定本　昔話と日本人の心』岩波書店(岩波現代文庫)、二〇一七年

河合隼雄『母性社会日本の病理』講談社（講談社+α文庫）、一九九七年
河合隼雄『中空構造日本の深層』中央公論社（中公文庫）、一九九九年
河合隼雄（河合俊雄編）『カウンセリングの実際』岩波現代文庫、二〇〇九年
河合隼雄（河合俊雄編）『新版　心理療法論考』創元社、二〇一三年
河合隼雄（河合俊雄編）『心理療法序説』岩波書店（岩波現代文庫）、二〇〇九年
河合隼雄（河合俊雄編）『心理療法入門』岩波書店（岩波現代文庫）、二〇一〇年
カール・ロジャーズ『クライエント中心療法の最近の発展』（伊東博編訳）岩崎学術出版社、一九六七年
井筒俊彦『意識と本質——精神的東洋を索めて』岩波書店（岩波文庫）、一九八三年
カール・グスタフ・ユング『自我と無意識』（松代洋一・渡辺学訳）第三文明社（レグルス文庫）、一九九五年

第４章

木村 敏

——現象学から生命論へ

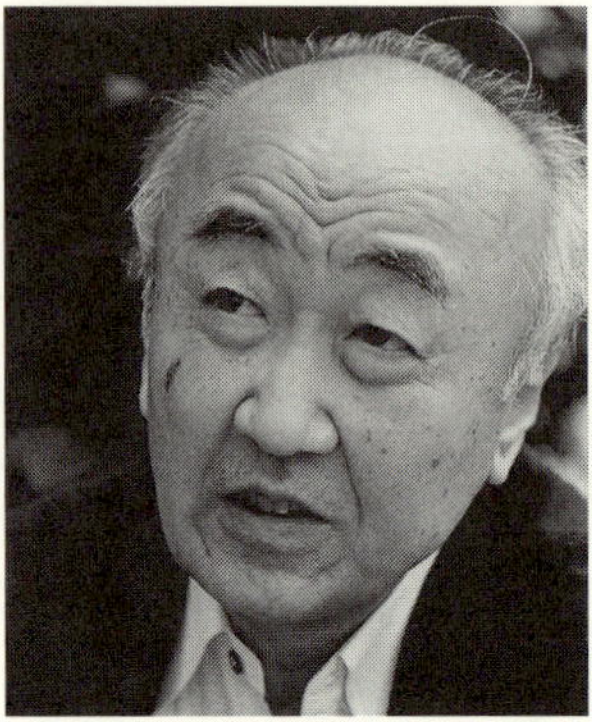

木村 敏
（きむら・びん）

朝鮮慶尚南道生まれ（1931- ）。精神科医、精神病理学者。京都大学医学部卒業。ミュンヘン大学、ハイデルベルク大学に留学。日本における現象学的・人間学的な精神医学の第一人者であり、「あいだ」の思想、時間論的な精神病理論は現代思想にも影響を与えた。名古屋市立大学医学部教授、京都大学医学部教授を歴任。海外での評価も高く、1981年にジーボルト賞、1985年にエグネール賞を受賞。

1　自己と「あいだ」の思想

†思想家と臨床家のあいだ

木村敏といえば、精神病理学の世界にハイデガーや西田幾多郎などの哲学を導入し、独自の自己論、「あいだ」の思想を展開した精神科医であり、日本の精神医学だけでなく、現代思想においても注目を浴び続けてきた人物だ。九〇年代には、ラカン派の精神科医が難解な哲学的議論を持ち込み、木村理論にも翳りが見えたかに思えたが、七〇年代後半から今日に至るまでの長い期間で考えると、やはり木村敏の存在感は圧倒的である。

木村の文章は難解な概念を用いてはいるが、わりと読みやすい文章だ。ただし、内容は決してやさしくはない。現象学や現代思想からの引用も多いため、哲学的な知識がなければ、理解するのは相当骨が折れるだろう。それでも、木村敏の語りにはどこか真摯で誠実な印象を受ける。それは、彼自身が臨床経験のなかで実感したことに基づいており、その直観を手離していないからだ。

木村敏の生涯は華々しい経歴に彩られている。京都大学医学部を卒業後、病院勤務を経てミュンヘン大学に留学。帰国後は名古屋市立大学の助教授となり、第一作である『自覚の精神病理』を発表。これは離人症に関する著書だが、木村は病院勤務のなかで離人症患者に出会い、「自己」という問題に強い関心を抱くようになっていた。離人症の患者は「自己の存在が感じられない」という独特の問題を抱えていたからだ。

同時期に『人と人との間』という日本人論も出しており、後に木村理論のキーワードとなる「あいだ」の問題が、すでに「自己」との関係で論じられている。

「自己」の問題は統合失調症（精神分裂病）にも共通するもので、木村も初期の頃より、統合失調症の解明には並々ならぬ関心を抱いていた。ハイデガーや西田幾多郎の影響も受けながら、統合失調症を「自己」の病理として考えることをライフワークにしたい、と考えていたのである。しかし、先輩から「いきなり分裂病をやるのは無理だ」と忠告され、回り道をすることにしたらしい。そしてドイツへの留学をきっかけに、まず日独のうつ病患者の罪責体験を比較する仕事に着手し、笠原嘉とうつ病分類の共同研究を開始するなど、うつ病の研究を出発点に据えることになったのだ。

その後、本格的に統合失調症の研究を開始し、『分裂病の現象学』を刊行。そして一九八一年に『自己・あいだ・時間』を、翌年に『時間と自己』を刊行すると、木村敏は一般にも広く知られるようになり、現代思想の世界でも注目を浴びる存在となった。そして、京都大学医学部の教授となった頃には、独自な現象学的精神病理学の研究者として海外でも評価され、各国で精力的に講演するようになっていた。

このように、木村敏は日本の精神病理学を牽引し、日本を代表する精神科医として活躍してきた。しかし誰もがその理論を評価する一方で、日本で木村敏の理論を受け継ぎ、精神病理学や治療に応用、発展させている精神科医、心理臨床家が数多くいる、という噂はついぞ聞いたことがない。

理論の難解さが、臨床への応用を難しくしているのだろうか。だとすれば、木村敏の理論とは一体どのようなものなのだろうか？

†「あいだ」の思想の原体験

木村敏を知る人ならば、誰でも「あいだ」の思想家、現象学系の精神科医、というイメージを持っているだろう。その「あいだ」の思想の原点は、学生時代に遡る。当時、木村は音楽に熱中しており、なんとピアノコンクールでは一位となっているほどの腕前だ。合奏する機会も多く、息の合った合奏の醍醐味を何度も経験したようだが、このときの経験について次のように述べている。

数人で合わせている合奏音楽の全体が、個人の意志を超えたひとつの強大な意志を持ちはじめ、まるで一個の生きものであるかのように感じられてくる。そしてその大きな意志が、私個人の演奏のテンポやリズムだけでなく、私がひとつひとつの音に与えるもっと微妙な表情にいたるまで、私自身の演奏行為を支配し、操作するようになる。(『心の病理を考える』)

木村によれば、「この意志はなまなましい実体性をおびて、まるで目に見えない生きもののように感じられ続ける」(同右)。そのとき、合奏全体の意志と私個人の意志は渾然一体となって区別できないのであり、いわば二つの意志がひとつになっているように感じられる。そして、この「二重意志」(二重主体)の体験は、音楽以外でも感じられるときがある、と木村は言う。たとえば、会話が弾んでいるとき、自分の個人的な意志で発言しているのだが、どのような発言をするかは、その調子も内容も、会話状況全体のほうから規制されていて、私一人で勝手に決められるものではない。このとき木村敏は、会話そのものが一個の主体的な意志をもっているように感じられ、自分はこの無名の意識をまるで自分自身の意志主体であるかのように受け取り、会話を進めているように思える、と言うのである。

私はその頃から、人と人との「あいだ」というものを抽象的な観念としてではなく、この上なく具体的な、ある意味では「実体的」な意志の力のようなものとして考えるようになった。合奏音楽や会話を成立させているのは、それに参加している個々の個人の「あいだ」ではたらいている何らかの大きな力であって、この意志の力は、見かたによって個々の個人の主体的意志によってはじめて成立するものにも見えるし、逆にそれがはたらくことによってはじめて個々の主体が主体として成立するようにも見える。(『心の病理を考える』)

このような木村の発言は、難解な「あいだ」の思想をわかりやすく語っている半面、どこか神秘的で怪しい印象を持たないわけにはいかない。「あいだ」が実体的な意志だという考えは、おそらくある種の人には魅力的だが、しかし一般的には受け入れがたいだろう。実際、「あいだ」を実体化しすぎている、という批判も昔からあるのだが、木村によれば、行為の立場に立つかぎり「あいだ」はつねに実体的に成立し、実体的に経験される、と反論している。

私たちは行為しているさなかに感じられる現実と、理性的な認識対象としての現実の二つを持っており、前者をアクチュアリティ、後者をリアリティと呼ぶなら、アクチュアリティにおいて実体的に感じられることは、リアリティとしての実体と同じことではない。「あいだ」はアクチュアリティにおいて実体的に経験されるのであって、その行為の中に身を置けば感じることができる。「あいだ」は行為している最中においてのみ感じられるもので、認識対象として把握できるわけではない、というのである。

この理屈が正しいか否かは後であらためて検討するが、いずれにせよ、こうした若き日の経験が木村敏の「あいだ」の思想の原点であることは、確認しておくだけの価値がある。では、こうした「あいだ」の思想がどのように精神病理学の理論に結びつくのか、まずは木村のうつ病の研究から見ていくことにしよう。

†うつ病の罪責感から見た日本人

初期の「いわゆる『鬱病性自閉』をめぐって」という論文によれば、うつ病になりやすい人は、安定した地位、明確な役割が確立している人であり、役割関係の安定に依存し、そこに自己価値を見出している。周囲の人々に対しても親密になりにくく、「水くさい」と感じられやすい。うつ病者にとって重要なのは、自分の社会的価値が相手に承認されることであり、だからこそ、承認の基準となる社会的役割が重視されるのだ。

また、うつ病患者の病前性格は、責任感が強く、周囲と同調的で、勤勉、利他的な行動が目立つ傾向にあり、役割や規範から逸脱した場合には激しい罪責感を抱きやすい。それは社会や相手への申しわけなさというよりも、自己の存在価値が低下することへの不安から生じている。

ただ、木村はドイツ留学によって、うつ病者の罪責体験のありようが文化によって異なっていることに気づかされた。

たとえば、ドイツ人の罪責体験は個人の内面的な負い目の体験だが、日本人の罪責感は周囲の人たちとの関係が傷つくことに向けられている。何か道徳的な行為を「しなければならない」と感じる場合、西欧社会ではこうした道徳の根底には「神」がいる。その行為をしなければ、神に対して罪悪感を抱く。しかし日本人の道徳意識や罪悪感の根底には、神ではなく「人と人との間」がある。特にうつ病になりやすい人は対人配慮に気を遣うが、これは「人と人との間」を守ろうとしていると言ってよい。

日本人は、神という超越者と直結した内在的な価値基準ではなく、自己を取り巻く人間同士の「あいだ」を価値基準としているのである。

また、自己は自己の根拠を「対人関係」の場に見出すのと同じように、「自然」との関係においても自己を見出す。和辻哲郎は「風土」を自己了解の場として考えたが、人は気候の移り変わりにおいて、自分の移り変わりを了解する。風土とは、自己と自然との出会いの場所であり、人間はそこに自己を見出すことになる。無論、見る自己と見られる自然が一体をなしていて、「見る」とか「見られる」意識が成立していないときは、自己も自然も意識されていない。自然が意識されるのは、自己が意識されるときなのである。

西洋人であれば、このようにして見出された自然は、合理的に操作すべき客観的対象となるだろう。しかし日本人の場合、予測不可能な自然災害が多く、破滅と紙一重の風土の中で、自然の中に身を投げ入れ、自然の動静を肌で感じ取り、微妙な兆しを体感的な予感として察知することで、臨機応変の対応をする。予測不可能な自然に対しては、神格化し、祈りを捧げ、呪術を行なうより他になかったのだ。それは、自然に従順なのではなく、自然と一枚になっている自己の生命に誠実なのである。

このように、日本では風土も人間性も断続的・非合理的であり、日本人は自然の突発的激変の可能性に対して忍耐強い面があり、これは人間関係においても同じことが言える。

突発的激変の可能性を含んだ予測不可能な対人関係においては、日本人が自然に対して示すのと同じように、自分を相手との関係の中へ投げ入れ、そこで相手の気の動きを肌で感じとって、それに対して臨機応変の出方をしなくてはならない。自分を相手にあずける、相手次第で自分の出方を変えるというのが、最も理にかなった行動様式となる。(『人と人との間』)

ここで「気」と呼んでいるものは、相手との関連において生じるものであり、私の「気分」も相手側の事情によって動かされる。それは私の自由にならない、「人と人との間」にあるものだ。「気」は主観と客観との間、意識と対象との間にある一種雰囲気的なものであり、私の行動を方向づけている。私は相手との間にある気の動きを感じとり、自分を相手にあずけて行動する。

したがって、日本人の「人と人との間」は密着したものとなり、厳密な意味での「自己」と「他人」は成立しない。自己が成立する以前の「人と人との間」こそが、行為を規定しているのである。

こうして見ると、木村敏の「人と人との間」とは、個人間の関係性というよりも、人と人の間にある空気のようなものだと思えてくる。それは、個人がそこから生まれてくるような、個人以前の「なにか」であり、自己と自己ならざるものがそこから同時に成立する場所のようなものだ、と木村も述べている。後に「人と人の間」は単に「あいだ」と呼ばれるようになり、それは非人称の意志のようなものだとも述べている。自己はこの意志に抗いがたく律せられている、というわけだ。

しかし、「あいだ」を非人称の意志として想定することに、やはり私はいささか疑問を感じざるを得ない。

なるほど、日本人はキリスト教的な価値基準、神の視点を持たないため、自己の存在価値を測る絶対的な物差しを内面において持っていない。そのため、身近な他者の承認だけが自己価値を測る物差しとなり、周囲の人々との関係におけるルールに同調する傾向が強くなるだろう。その意味では、確かに「あいだ」に従っていると言えるのだが、それは人と人の間にあるルールの問題として捉えるべきで、非人称的な意志として実体化する必要はないように思えるのだ。

ともあれ、うつ病の罪責体験の研究をとおして、木村敏は自分が日本的な精神構造から考えているという事実を自覚した。無論、西洋人も日本人も同じ人間なのだから、文化的伝統に根ざした先入見を排除して考えれば、根底では同じ経験を共有できる。しかし、日本人の「あいだ」へのこだわりこそが、「自己」の謎を解く鍵になり、ひいては統合失調症を解明する手がかりが得られる。おそらく木村敏はそう考えたにちがいない。

†統合失調症と〝自己〟

うつ病の研究から見えてきたのは、うつ病者の場合、「自己」の個別化は解決済みである、ということだ。なぜなら、彼らは周囲の人々を自己の役割との関係でのみ理解しているからだ。自閉的な自己中心性、他者性の欠如こそうつ病の特質であり、それは自己についての確実な感覚があることを意味している。

このように、うつ病ではすでに「自己」が成立しているが、統合失調症においては「自己」の成立そのものが問題になる。これは木村敏が当初から抱いていた問題意識だが、そのきっかけが離人症患者との出会いにあったことは、すでに述べたとおりである。

「離人症の精神病理」(『自己・あいだ・時間』)に次のような症例が紹介されている。

患者は二四歳の離人神経症の女性で、「自分というものがなくなってしまった」と感じ、見るもの聞くものすべてに現実性がない。ものが「ある」という感じがしないし、なにをしても自分がそれをしているという感じをもてない。時間の流れもバラバラで、つながりのない無数の今が無茶苦茶に現われ、瞬間ごとに違った自分が出ては消えるだけなのだ。それ以外はすべて正常であることから、離人症の典型例だと考えられる。症状の中核をなしているのは、自我とか自己と言われるものの変容感、空虚感、消失感なのである。

こうした離人症の患者に接し、木村は症状論的診断ではなく、患者の「生き方」「あり方」を問題にするような「人間学的診断」が必要だと述べている。ここで木村敏は人間学的精神医学の重要性をはっきり表明するにいたり、この観点はそのまま統合失調症の理論にも適用されることになる。なぜなら、こうした「自己」の成立に関わる問題は、統合失調症の核心にある問題だからである。

「自己・あいだ・分裂病」(『自己・あいだ・時間』)という論文において、木村敏は原因論の問題点を指摘し、人間の存在様態への理解が重要だと指摘している。「人間学的精神病理学の課題は、ひとりの人間がその人生の歴史的な歩みの中でどのようにして分裂病への方向を準備され、どのような事情で分裂病症状の発現という決定的な事態に導かれるのかということを、人間が人間であるための諸条件への着目において明らかにしようとする点にある」、と。つまり、自己形成の歴史という発生論を含む人間学的な成因論を強調しているのである。

こうして木村敏は、統合失調症における自己性の確立に焦点を当て、自己形成の歴史において何が問題だったのかを明らかにしようとするのだが、それはおおよそ次のように説明されている。

そもそも「自己」は「自己ならざるもの」(自然)とともに、主客未分の根源的自発性から発生する。自己の側の差異化によって、「自己」と「自己ならざるもの」は分離されるのだ。「自己」はその都度「自己ならざるもの」を分離しながら、自己の同一性を反復し続ける。自己の主体性と固有性は、この反復によって維持され、自己の内面の歴史を形成する。

こうした自己の内面の歴史、私たちの歴史は、多くの人々や物事とのあいだ(関係)の歴史でもあり、そうした「あいだ」は消え去ることがない。「あいだは、いったん反復されて歴史を形成すると、私自身の歴史の一部となって生き続ける。単に保存され記憶に残されるだけではなく、未来に向けて展開され続ける。私の歴史とは、この数限りないあいだの歴史の綜合のことである」(「自己・あいだ・分裂病」)。

このように、「自己」の歴史は「あいだ」の歴史とともにはじまる。生まれたばかりの赤ん坊に「自己」はないが、母親とのあいだに最初の自他の区別をした時点から、「自己ならざるもの」との関係（あいだ）の歴史がはじまり、「自己」が成立しはじめる。両親とのあいだの関係がその人の一生を通じての対人関係を規定するのはそのためである。

統合失調症の場合、こうした親との対人関係に特異な異常が見出される。その関係はきわめて不安定で、子どもは母親とのあいだを一義的に定義することができないため、結果的に「自己」は同一性を反復できず、その形成は不完全なものになる。

こうした自己性の危機は、自然であたり前な感じの喪失として表現されるだけでなく、他者によって自己の主体性が奪われたと感じる体験として現われる。自己と他者のあいだで主客の区別が失われ、自分の行動が他人の意志で遂行されたり、自分の思考が周囲につつぬけになり、他人に察知されていると感じられるのだ。いわば自己が自己自身として立ち現われなくなり、自己の不在を自覚することになる。

統合失調症は「自己」の形成不全の問題であり、もっと言えば、「自己」が形成される場所、「自己」と「自己ならざるもの」が同時に発生する「あいだ」の病理なのである。

†現象学的直観診断

木村敏が重視した人間学的な精神医学とは、もともと現象学の強い影響を受けており、現象学的精神病理学と呼ばれる領域と重なっている。

現象学的精神病理学の源流とも言えるヤスパースは、患者の体験世界をわれわれの心に描き出し、考察するためには、親しく談話を交すことが必要だと述べている。それはフッサール現象学における超越論的還元や形相的還元とは無縁の考え方だが、患者の外的な症状だけでなく、内的な意識に眼を向ける点で、新しい考え方の登場と言えるものであった。

また、哲学における現象学では、問う人（精神科医）自身の意識が問題になるのだが、精神医学における現象学では、問われている人（病者）の意識が問題になる。しかし、自分の意識を内省するならともかく、他者の意識をどうやって把握し、理解するというのだろうか？

ここで木村敏が引き合いに出すのは、精神科医が統合失調症の患者に対してしばしば行なう直観的な診断であり、彼はこれを「現象学的直観診断」と呼んでいる。

精神科医は病者の人格そのもの、あるいは「人格の最深奥の琴線」にいわば直接無媒介的に触れ、これと自分自身の琴線を共鳴させようとする。すると、病者の人格が直接治療者の心に与えられ（直観され）、全体の核心を知り得たという確信が生じる。だが、統合失調症者の場合、この直接無媒介的な接触共鳴が、障壁に遮られているように思われ、直観的に把握できた、と感じられない。この「疎通性の欠如」（直接感じられないこと）を統合失調症の特徴として診断するのである。

ビンスワンガーの「感情診断」、ミンコフスキーの「洞察診断」、ヴュルシュの「直観診断」、リュムケの「プレコックス感」なども同様で、多くの精神科医たちが、こうした直観的診断の有効性を認めている。だが、なぜそのような直観が生じるのか、という点については統一的な見解はない。

これについて、木村敏は「あいだ」が深く関わっているのだと考えた。統合失調症の直観的診断は、患者と出会った相手が直観的に感じ取る一種異様で不自然な全体的雰囲気によるものであり、それは根底的な「生命的関係」の途絶感、得体の知れぬ不安感を伴っている。この違和感は治療者の主観的な感覚だが、根拠のない先入見ではない。というのも、病者の側でも同質の違和感を感じ取っているからだ。それは患者の証言からも明らかである。

つまりこの不自然さの感じは、主観的ではあるが完全に相互的で、語の本来的な意味における「相互主観的」あるいは「間主観的」な性質の現象だということができる。(『自己・あいだ・分裂病』)

ここで「相互主観的」「間主観的」と呼んでいるものは、お互いの主観が混じりあい、共有されている事態を指しているので、この場合の「不自然さ」とは、この共有された一体感に異変が生じていることを意味している。つまりそれは、患者当人の症状ではなく、患者と彼に出会う他者とのあいだに生じている事態であり、いわば「あいだ」それ自体の変化なのだ。現象学的直観診断においては、同じ「あいだ」の様態が両者に与えられている。

「あいだ」とは、そこではじめて自己が自己になり得るような場所であり、自他の区別がない体験層でもある。自己は「あいだ」の場所において他者と同時に成立する。逆に、自己は「あいだ」に同化している限りにおいては存在しないし、自己と他者のあいだに隔たりはない。だからこそ、自己と他者は直接無媒介的に他に移りゆくことができる。これこそ、診察者と病者との人間的触れ合いが可能になること、患者の内面が直接把握できたように感じることの理由なのである。

統合失調症の場合、この直接把握ができず、そのことが統合失調症であることの証として治療者には感じられる。自己と他者の人間的触れ合いを可能にする「あいだ」に問題があるからだ。この意味でも、統合失調症は個体内部の疾患というより、人と人との「あいだ」の出来事として理解することができるだろう。

†「あいだ」の病としての統合失調症

以上、述べてきたように、統合失調症においては、自己と他者を成立させる作用そのものがうまくいかず、自己と他者の成立そのものが危機に瀕している。たとえば、木村敏のある統合失調症の女性患者は、次のように訴えている。

お母さんとのあいだが気づまりなんです。間がもたないっていう感じなんです。中学生のとき、自分を出そうとすると何かがひっこんで出せなかった。自分の自然な感情を出せなくなってすごく苦痛だった。なにか索漠とした感じだった。自分を出したい出したいと思って出せずにいるうちに、人が自分の中にどんどんはいってくるようになった。人がはいってくると自分がなくなって他人が中心にいるようになってしまう。（「精神医学と現象学」『自己・あいだ・時間』）

この症例は、「あいだ」における自他の関わりとその統合失調症的な病変が的確に表現されている。〈気づまり〉とは、相手との間に「なめらか」で「うるおい」のある気持ちの交換が起こらず、自然な感情が出せずに苦痛であるような状態であり、それは〈間がもたない〉状態、つまり「あいだ」が自然な親しさを失っている事態を指している。

「あいだ」とは、自己が自己として、相手が相手として、独立した主体として成立し、そこから自他の分離が可能になるような場所なのだが、統合失調症者においては、この「あいだ」の働きが機能不全に陥っている。だからこそ、自己を自己として表現できないのであり、他人が自分の中に入ってくるように感じられるのだ。

また、木村敏は同じ論文の中でこうも語っている。「自己」の観念を獲得する以前は、世界は無差別の大いなる自発性がみなぎっていて、われわれはこの自発性と一体になっていた。この生命的躍動としての自発性は、統合失調症者が障害される「現実との生命的接触」が触れている現実そのものだと言える。自己を個体として世界から分離して意識するようになると、この自発性は世界との「あいだ」のこちら側と向こう側に分極し、前者では自己が、後者では自然が生まれたのであり、自己と自然は生命的躍動の両面なのである。

ここにはすでに後期の「生命論」につながる主張が展開されているのだが、そこに進む前に、「自己論」の次なる展開と言える「時間論」について見ておきたいと思う。

2 精神病理の時間論

†統合失調症の時間意識

木村敏の代表作である『時間と自己』は、人間の時間性というあり方を精神病理の問題に応用し、現象学的な観点から分析した、きわめて優れた精神病理論である。以下、この本を中心に、木村の時間論を見ていくことにしよう。

通俗的な時間の観念では、「いま」は時計が指し示す特定の瞬間だが、私たちの日常においては、「いま」は瞬間ではなく、一定の拡がりを持っている。「いま、仕事をしている」という場合、仕事中の特定の動作の瞬間だけでなく、仕事を始めてから終わるまでのあいだが「いま」なのだ。そこには「私」の行為が含まれており、「私」が行為の中に身を置いたアクチュアリティにおいてこそ、「いま」はそのような拡がりとして感じられる。「いま」は未来と過去の「あいだ」なのである。

しかし、こうした「いま」の自明な感覚は、離人症では消えてしまう。離人症においては、時間体験は異常になり、いまの印象と次の印象を時間という観点で結びつけることができず、一瞬一瞬の「いま」が無数にあるだけだ。そこではアクチュアリティの世界についての感覚が失われ、「あいだ」としての「いま」が成立しておらず、そこに含まれる「私」も失われている。離人症患者は自己を失い、時間を失っているのである。

これは、自己の成立していない統合失調症にも同じことが言える。

統合失調症になる人は、青年期に成熟した人間関係や将来を決定する重大な決定の場面に直面すると、それに対処できず、激しい絶望感に襲われ、症状が発現してくる。そして、自己に対する確実な認知（自己認知）がないため、それが意識や行動にも現われ、独特な雰囲気を作りだす。

たとえば、自己の不確実性を反映した症状として、「被影響体験」と「つつぬけ体験」がある。被影響体験は、自分の意志や感情、思考が、他者の心の動きのように思える体験、他者の意志に操られているという体験であり、つつぬけ体験はその逆で、自分の内面的な思考や感情、意志が、周囲の他者に伝わってしまうという体験だ。その他、関係妄想（周囲の出来事が自分に関係していると感じる）、幻聴（自分への批評や命令が聞こえる）なども、自己の不確実さを示している。

このように、統合失調症者では自己認知がうまくいっていないため、現在の自己を否定し、実現不可能な未来の可能性に憧れる。超一流大への進学や、画家として一旗あげるなど、理解しがたい理想を掲げ、必要な努力は一切省略して、たちどころに実現しようとする。結婚しさえすれば、進学しさえすれば、いままでの人生とは根本的に違った未知の何かが開けるだろうと考えるのだ。

これは、「いままで」の自己、「いま」の自己を認知できていないことによる、「いまから」の未知の自己への憧れと言える。このため彼らの自己理解は、しばしば予感的、先走り的な時間性の構造となっている。それも、他者の意向を先取りして行動してしまい、自分の意志を失っている。主体性をなくして他者にふりまわされ、自分が自分ではない気がしてくるのだ。これは自由の挫折であり、この状態がひどくなると、絶えず何かに動かされている、と妄想的に感じるようになる。

たとえば、木村の「分裂病の時間論」という論文に、こういう症例が挙げられている。

患者は東京の大学を断念し、親の希望する地元大学に進学した女子大生。親はどちらに進学してもよいと口先では言っていたが、本音は地元で進学してほしいことは明らかで、迷ったのちに地元を選び、入学後、「自分が自分ではない、自分の意志がなくなった」と感じはじめた。自分の行動を操る幻聴が始まり、自室にこもり、独語・空笑が目立ち、表情も仮面のようになった。親の暗黙の意向を先取りした結果、自分の意志を失い、自分でなくなり、自分の中に自分を操る親の声を聞きとっているのである。

統合失調症者は現前している事態に無関心で、未来の兆候の世界に生きており、こうした未来先取的なあり方を、木村敏は「アンテ・フェストゥム的」(前夜祭的)と呼んでいる。

自己は自己であり続けるために、そのつど新たに自己になるのだが、それを可能にしているのは未来における自己である。それまでの自己が反復的に想起され、自己を認知し続けることで、これからの自己の可能性を思い描くことができる。しかし統合失調症者は、それまでの自己を引き受けていないので、未来の自分を思い描くことができない。当然、自己の同一性は成り立たず、世界は未知性を帯びている。

したがって、統合失調症者のアンテ・フェストゥム的意識においては、世界と他者は未知性を帯び、不可解な予兆として現われる。そこではもはや、過去や現在は関心の対象とはならず、未来への不安な眼差しだけが残されているのだ。

†うつ病の時間意識

統合失調症の時間意識が未来志向だとすれば、うつ病の時間意識は過去志向であり、まったく逆の方向性を持っている。うつ病者は未来に目を向けず、過去にばかりこだわっている。過去に積み上げてきたものを保守的に維持し、新しいことは一切しない。時間が停止し、可能性へと向かうことがなくなっている。

うつ病になりやすい人には一定の性格傾向があり、几帳面で真面目な人間がなりやすく、働きすぎたり、周囲の人間に気を遣いすぎる面がある。この行動パターンが破綻するとき、抑うつ気分、抑止症状、焦燥感、不安感、絶望感など、うつ病の症状が生じてくるのだが、その根底にあるのは、「とりかえしのつかぬことになった」という後悔の意識、負い目である。

彼らはとりかえしのつかない事態にならないように、失敗しないように、今までどおりにことが運ぶように、細心の注意を払っている。そのため非常に保守的で、新しい試みはほとんどしない。そして失敗した場合には、「もしあのとき……しさえしなかったら」という形で、いつまでもくよくよと考え続けている。つまり、「あとのまつり」という意識の構造が支配的なのだ。

そこで木村敏は、こうしたうつ病者に特有な過去にこだわる時間意識を、「ポスト・フェストゥム」(後の祭り)と呼んでいる。

ポスト・フェストゥム的自己においては、「どのような自己であるのか」という役割や自己価値が問題になる。すでに自己が確立されて、その価値が問題になるのだ。この点は、「自己は他者ではなく、自己自身であるのか」が問題になる統合失調症のアンテ・フェストゥム的自己とは異なっている。統合失調症では、自己が確立される以前に、自己の確立そのものが問題になるからだ。これに対して、うつ病者のポスト・フェストゥム的自己は、同一化すべき役割にこだわっている。

私が何であるかの規定は、相手にとって自分がどのような役割を持っているのか、という問題であり、このような自己のあり方を「役割同一性」と呼ぶことができる。それは自我同一性と違い、その都度の関係の相手が誰であるかによって変わってくる。子に対する父、患者に対する医師、というように。それは、私にとって特定の立場にいる他者から、私が何らかの役割行動をはたすことを期待され、その期待に応えて行動することで他者から認知されて成立するような自己のあり方である。

誰もが幾重もの役割同一性によって自分を規定しているが、しかし完全に同一化させることはなく、一定の距離をとっている（いろんな役割を使い分けている）。しかし、うつ病者の場合、過度に役割に同一化し、役割との距離を保てない。このため、うつ病の誘発状況は「役割内葛藤」（上司と部下の板挟み等）のほうが「役割間葛藤」（職業人と家庭人の葛藤等）よりも多い。彼らは「他者を媒介にして存在する」という形で、他者に主導権を譲り渡しているのである。

役割同一性は他者からの役割期待に対応して形成され、期待された役割をこなしているかぎり、安心できる。そのためうつ病者は治療の場面でも、精神科医から自分の病気を治す医者という以上のものを期待していない。統合失調症であれば、精神科医は役割以前の自己自身へと誘い出され、世間的慣習を超えた人格関係が成立するのだが、うつ病者の場合、精神科医は医者としての役割同一性の枠内にとどまり、医者患者関係を作りだすことを要請される。うつ病者にとって親和的な対人関係は未知性を排除した世間的・慣習的な役割関係であり、他者の中にすでに知っているものを見ている限りで安心できるのだ。

以上のように、うつ病者では役割同一性が繰り返し再確認され、それまでの（過去の）あり方が将来を一方的に規定している。自分が何をすべきかは完全にプログラムされている。未知なる未来などあってはならないのであり、すべては予定済みの将来として捉えられ、その状態が危機に直面すると、「とりかえしのつかない」ものとして、〝あとのまつり〟として体験されるのである。

†精神病理における二つの存在構造

統合失調症とうつ病の時間意識について、それぞれアンテ・フェストゥム、ポスト・フェストゥムという概念によって説明してきたが、これは精神病に特有な時間意識というより、人間ならば誰もが持つ一般的な時間意識の両極端として見ることができる。

木村によれば、自己はまず「自己ではない」状態（自己以前の一者）から「自己」になる。自己が輝かしく実現されている事態を「祝祭」（festum）にたとえるなら、「アンテ・フェストゥム的」契機は、祝祭の到来を不安と戦慄のうちに先取している「祝祭前」の気分であり、「ポスト・フェストゥム的」契機は、祝祭が無事に完了したかどうかを反省し、「取り返しのつかない」失態に終わったという後悔に胸を痛めている「祝祭後」の気分と言ってよい。

統合失調症は祝祭前の気分で、一刻も待てないという「性急」な態度となり、未来へ向かっての自己実現を求めて先走っている。うつ病は祝祭後の気分で、性急な無理難題は持ち出さない。これについて、木村は時間を川の流れにたとえ、統合失調症者の焦慮感は流れに乗って急流を下る人が、水自体の速度を忘れていやが上にも大きな速度を求めているのに似ており、うつ病者の焦燥感は、流れに逆らって急流をさかのぼる人が力尽きて、水に押し流されながら必死にあがいているのに似ている、と述べている。

このため統合失調症者に必要なのは、無理な努力をしなくても、自然に自分を目標点まで運んでくれる流れ自体の速度を認識させてやることであり、うつ病者に必要なことは、かなりの後退はやむをえぬことと認めさせて、その間に再出発の気力を貯えさせることなのだ。

このように、アンテ・フェストゥム的存在構造とポスト・フェストゥム的存在構造は、自己と世界に対する関係を大きく二つに分けるような、正反対の方向性をもった基本構造である。精神疾患のほとんどすべての現象は、この二つの基本構造のどちらに動かされているかで判断することができる。病気を個別の症状から診断するのではなく、症状の背後にある存在構造に眼を向けることが必要なのである。

われわれの眼にふれる大多数の「内因性」の精神病理学的現象は――神経症から精神病に至るまで――アンテ・フェストゥム系列かポスト・フェストゥム系列かのいずれかに属して

いる。そして、この両系列のそれぞれのスペクトラムの上に、不安や焦燥感から強迫症、離人症、心気症などを経て躁鬱の気分変動や妄想幻覚症状に至る各種の精神症状が、それぞれ一揃い配列されている。(「分裂病の時間論」)

アンテ・フェストゥム的存在構造とポスト・フェストゥム的存在構造は、人間存在の基本的な時間性に深く関わっており、あらゆる精神病理学的な事態は、いずれかの存在構造に属する時間性の病理として通覧することができる、というわけである。ただし、いずれの存在構造にも属さないような、特異な病態像も存在する。それが次に説明する「イントラ・フェストゥム」の存在構造である。

†永遠の現在を生きる祝祭の精神病理

統合失調症が未来、うつ病が過去にこだわる存在構造だとすれば、現在にこだわる存在構造の精神病理も存在する。急性錯乱状態、癲癇《てんかん》発作、躁状態などがそれである。これらの症状は病気の種類に関わりなく、広範囲で出現するのだが、それは理性、意識の解体とも言えるものだ。

癲癇発作とは、突然何かに襲われたように意識を失って全身を痙攣させる症状であり、この発作においては、時間の連続性が唐突に中断され、短時間の後に再び回復されるのだが、発作が終了した後は稀ならず高揚感を体験し、永遠が生のただなかに入ってきたように思われる。「いま」は前後の方向性を失い、永遠の停止として意識されるのだ。これが癲癇における時間意識であり、彼らの対人的な距離を置かないなれなれしさや突然の激怒も、過去や未来との脈絡の欠如を示している。それは「現在の優位性」なのである。

同じことは躁状態についても言える。躁状態では、感情が高揚して気分が爽快になり、意欲が亢進し、新しい着想が次々とわき上がる。感情を抑制できないまま、誇大的な気分にまかせて行動し、他人とも距離をとらないので、衝突が起きやすい。躁病者の時間は速いスピードで流れ、話はつねに飛躍し、先走っているのである。しかし、未来志向的とは言えない。それは「現在優位」の時間であり、その都度の瞬間を生きている。

こうした症状の本質的な特徴を「祝祭的な現在の優位」として見れば、それは「イントラ・フェストゥム」(祭りのさなか)の意識と呼ぶことができる。この場合、現在は未来や過去と並列されうるものではなく、未来と過去を生み出す源泉なのである。

イントラ・フェストゥム的な存在構造は、一般に「狂気」「非理性」と呼ばれることが少なくない。しかし、これは精神疾患ではない人にとっても経験し得るものだ。たとえば、愛の法悦、自然との一体感、酒や麻薬への耽溺、放火や窃盗、殺人にともなう快感など、どれも祝祭的な一瞬の快楽に浸っている。この状態において、自己はもはや個別的自我（個としての私）としては成立せず、宇宙大に拡大した自己が自然との和解の祝祭（自然と一体化したような恍惚感）に酔いしれる。このとき、もはや客観的時間軸上の過去や未来もなくなり、永遠の現在だけが存在するのである。

そもそも個別的自我が自然との和解において復帰する永遠の現在は、個別的自我の誕生以前には唯一の「時間」であったはずだ、と木村は言う。それは過去と未来の区別も知らぬような時間である。ところが、個人が自己の一回限りの生と死を学び、個人間の差異が自覚されるようになったとき、未来と過去の観念が生まれ、「客観的」時間の起源とも言えるような、共同体に共有の時間が成立した。

この共同体時間はその成立の事情からしてポスト・フェストゥム的な性格を帯びており、すべての「いま」を平均化し、未来を予定可能なものにする。うつ病者が一回的な存在の時間性よりも、共同体に共有の時間に注意を向け、時計の時刻やカレンダーに特別な気配りをし、約束の日時を正確に守ろうとするのも、こうした共同体の時間が成立しているからこそなのだ。

このように、ポスト・フェストゥム的構造の人は共同体に共通の時間に忠実であり、時間に拘束されている。それとは逆に、統合失調症者のようなアンテ・フェストゥム的構造の人は、時間に無頓着で、時間よりも自分を大切にする。それは、前者が社会的な役割に関わる自己を重視しているため、他者との約束ごとを守る必要があるのに対して、後者では自己が明確に個別化されていないので、あまり共通の時間は問題にならないからである。

では、ポスト・フェストゥム意識が文化の産物であるなら、アンテ・フェストゥム意識は文化の発展以前の意識ということだろうか。しかし、より厳密に考えるなら、死の意識をきっかけにして、「いま」が「いままで」と「いまから」という二つの方向に分極するのだから、ポスト・フェストゥム意識もアンテ・フェストゥム意識も、もともとはイントラ・フェストゥム意識から生じたことになる。

人間の存在構造と精神疾患

アンテ・フェストゥム存在構造（未来）
［統合失調症］

↑

イントラ・フェストゥム存在構造（現在）
［躁状態・癲癇発作］

↓

ポスト・フェストゥム存在構造（過去）
［うつ病］

西欧型個人主義文明に汚染されていない自然に住む原住民と同様、文明の発生以前の狩猟的な生活をしていた人々も、「現在」の圧倒的な支配下にあっただろう。しかし、文明が発生する際には、ポスト・フェストゥム意識とアンテ・フェストゥム意識が必要になる。アンテ・フェストゥム意識がなければ、未来を考慮した行動はできないし、ポスト・フェストゥム意識なしには社会の秩序は保たれず、伝統や慣習の形成は不可能であるからだ。

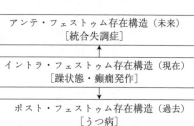

この二つの意味方向は相補的に作用しあうことで、健全な日常性を構成しているのである。

†時間と自己

以上のように、多様な精神病理もすべて時間意識の観点から捉え直すことができる。過去、現在、未来のいずれにこだわるかによって、精神疾患の症状、患者のあり方も変わってくるのであり、ポスト・フェストゥム意識、イントラ・フェストゥム意識、アンテ・フェストゥム意識といった木村の分類は、その特質を見事に捉えている。

ハイデガーによれば、人間は誰しも、過去を了解しつつ、未来の可能性を見つめながら、現在を生きている。人間のあり方の本質は時間性なのである。木村敏はこのハイデガーの考えを精神病患者の分析に応用し、独自の精神病理学的時間論を展開しているのだが、その分析はうつ病や統合失調症といった精神疾患の本質を鋭く捉えている。そして、こうした時間論の展開は、木村敏が早くから探求し続けていた自己論と深くつながっているのだ。

多様な「自己」のあり方を探究していけば、必然的に「時間」意識の違いに気づかざるを得ない。この点について、木村敏は次のように述べている。

時間ということと自己ということとが、本来切り離すことのできない一つの事態に属して

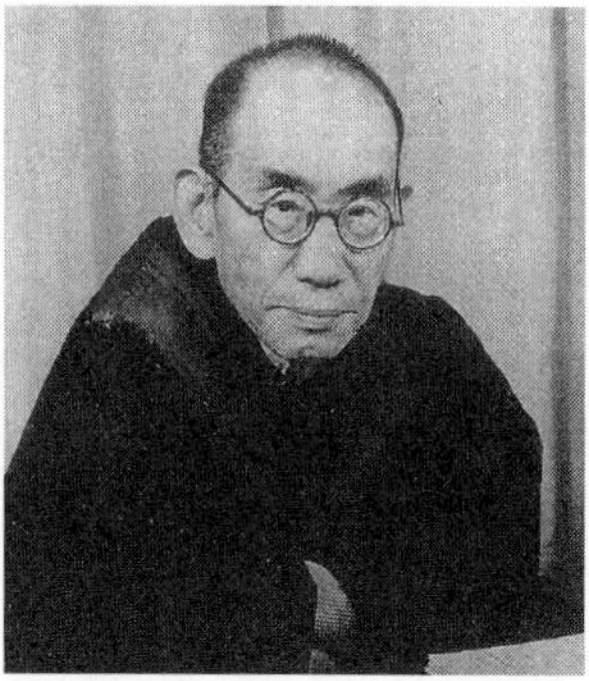
西田幾多郎

いるとするならば、自己が自己自身であるということの意味がその人の生きかたによって異なるのに従って、時間の意味も違ってくるのに違いない。さまざまな精神病理現象を、自己の病理であると同時に時間の病理でもあるような事態と見ることによって、時間という問題に対する新しい観点が開けるのではないかと思われるのは、そのためである。（『時間と自己』）

こうして、時間意識の違いから精神病理を読み解いた木村敏は、再び自己の生成という問題に着手することになった。

もう一度整理すると、うつ病者のポスト・フェストゥム意識においては、すでに自己が成立しており、その自己がどのような役割と同一化すべきなのかが問題となっていた。一方、統合失調症のアンテ・フェストゥム意識においては、自己が十分に成立していないため、役割の同一性を獲得することもできないし、未来の自分も想像できない。では、そもそも自己はどのようにして成立するのだろうか？

自己の自覚が成立する以前は、純粋な自然の源泉的自発性があるのみだった、と木村は言う。

それは、西田幾多郎が「純粋経験」と呼んだ主客未分の意識とも重なり合う。

私たちは普段、主観と客観の二元論を前提に、「私」が「対象」を認識している、と考えているが、実は「私」は反省によってはじめて意識されるものであり、反省せずに「対象」を直観している時点では、「私」はまだ存在せず、主観と客観も分かれていない。これが西田幾多郎の言う「純粋経験」だが、すでに述べたように、木村敏はこの思想に強い影響を受けている。

この自他未分離の純粋な〝自発性〟が自己の根拠であり、それが「自己」の形で経験されるようになるためには、まず自己を対象化、差異化する自発性の作用があり、この自発性が対象化された自己（ノエマ的自己）から触発を受けて、対象化している自己（ノエシス的自己）として限定される必要がある。この触発こそ、自発性から生じた差異化を顕在化させているのであり、これにより、「自己」と「自己でないもの」、ノエシス的自己とノエマ的自己が区別されるのだ。

統合失調症者においても、この自発性の働きは保たれているのだが、ノエマ的自己からの触発が不十分であるため、個別化の障害につながっている。一方で、このノエマ的自己の機能不全もまた、自発性の差異化が十分ではなかったことによる。統合失調症は自己と他者との関係の病態だが、究極的には、自己の自己自身との関係の病態なのである。

ともあれ、こうした自己の生成をめぐる問題は、次第に生命論として展開されるようになる。最後にその点について説明した上で、木村敏の理論の本質に迫りたいと思う。

3　生命論と人間論

†生命論と医学的人間学

精神医学は、客観性を重視する科学的、生物学的精神医学と、主観性を重視する人間学的、現象学的精神医学に二分されており、前者が患者の外的な症状や行動を分析し、身体機能に原因を求めるのに対して、後者は患者の内的な世界を記述し、その意味を探ろうとする。木村敏は基本的には後者の立場にあり、自ら現象学的精神病理学の重要性を主張し続けてきた。

しかし、木村はヴァイツゼッカーの医学的人間学のなかに、この二つの立場とは異なる第三の可能性を見出し、そこから独自な生命論を展開することになった。

ヴァイツゼッカーの考えでは、「主体」とは個体の内部にあるのではなく、有機体と環境のあいだで絶えず生成消滅を繰り返している。それは生命体が生きていくために必要な、生命維持機構のようなものであり、これによって「生命それ自身」とのあいだの関係を維持しようとする。「生命」とは、個体から個体へと引き継がれていく、それ自身は決して死なない連続的な〈何か〉であり、個別の生命体はいついかなるときにもこの「生命それ自身」との関わりを保つことによってしか生きることができない。「生命それ自身」との関係こそ、主体を主体たらしめているのである。

木村敏はこうした医学的人間学を評価し、精神病とは「生命それ自身」との関係が失われた状態なのではないか、と考えるようになった。そして、個人や個体の世代ごとに区切られた不連続な生命、個体の有限な生命を「ビオス」、生きとし生けるものすべてに受け継がれてきた根源的な生命、個体の分離を超えて連続する生命を「ゾーエー」と呼んで区別するようになる。

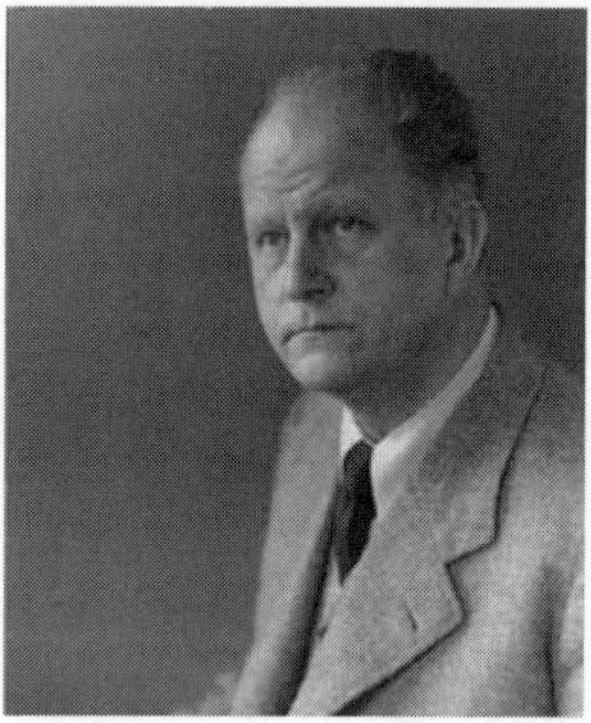

ヴィクトル・フォン・ヴァイツゼッカー
（写真：Viktor von Weizsäcker Gesellschaft ホームページより）

私たちは親から生まれ、一個の身体として発生したそのときに、ゾーエー的な無窮の生命を私の身体に引き受けることになる。私は自分が個としての有限な生命を生きることを通じて、無限の生命一般との関係に参入することになる。この関係は、一方では私自身の生命の根拠との関係であると同時に、他方では私と同様にゾーエー的生命に参与している他の生命体との、とりわけ他人たちとの――根拠を通じての――関係でもある。(『心の病理を考える』)

「私」は個別の生命であるビオスだが、同時に根源的な生命であるゾーエーにも属している。たとえば、自分の存在を内部から見た場合、私は一回きりの人生を生きている交換不可能な独自の存在である。しかし外部から見ると、私は大勢の集団の中の一人であり、他の誰かと交換しうる存在でもある。

戦争や災害などの非常時や、集団的なスポーツやゲームに熱中しているとき、祝祭の狂乱状態のときなど、私たちは没個性の感情が強くなり、一体感を感じることがあるだろう。そこでは、「個別以前」「自己以前」の生命の動きが感じられている。そして、この各個人の意識と、種のレベルでの連帯意識とのあいだの不均衡こそ、統合失調症をもたらしている、というわけである。

では、この不均衡を精神科医は一体どのようにして判断し、診断、治療に結びつけるのだろうか?

†共通感覚とアクチュアリティ

木村敏によれば、個別症状以上に、精神科医の道標となるのは、患者のふるまいの自然さ不自然さであり、患者の行動がどの程度まで周囲の状況とフィットしているかが重要になる。それを測定するために必要なのは、個別感覚よりも高次の綜合的な感覚、「共通感覚」であり、この感覚があるからこそ、別種の感覚どうしを結びつけ、豊かな感覚の世界を築くことができる。

共通感覚は全体を総合的に判断する力（トピカ）と深く関わっており、対照的に、個別対象を理性的に分析する力（クリティカ）が強すぎると、共通感覚に支障が生じやすい。個別症状だけに頼る精神科医は、クリティカ的な判断を過信し、トピカの感覚に欠けている。また、共通感覚の根底には一種の構想力があり、この構想力に変化が生じると共通感覚にも支障が生じ、心の病になる可能性が少なくない。特に統合失調症では、対人世界は自然な感じを失い、不自然なものに見えてくる。この自然な感じの喪失は、共通感覚の失調による現実感の喪失なのである。

この場合の現実は、共通感覚、トピカ、構想力などによって捉えられた現実であり、「アクチュアリティ」と呼ぶにふさわしい。それは、個別感覚によって認知し、クリティカ（論理思考）によって判断しているような現実（「リアリティ」）とは異なっている。アクチュアリティは現在の時点で途絶えることなく進行している活動中の現実であり、対象的な認識によっては捉えられず、関与している人がアクティヴな行動によって対処するしかない現実なのだ。また、アクチュアリティは共通感覚によって身をもって経験し、生命的・実践的な意味をキャッチしているような現実であり、絶えず動き続けているこの現実をキャッチするには、こちらもそれに即応した動きの中に入り込む必要がある。この行為実践的な参加がスムーズに運ぶとき、周囲の動きと自分の動きがぴったり一致しているように感じられる。

この自然な感じ、アクチュアリティを感じとるのは、個別の生命（「私」＝ビオス）の彼方にある連続的な生命（個別の「私」が成立する以前の生命＝ゾーエー）との関わりにおいてである、と木村は言う。この関係が保たれ、アクチュアリティが失われないかぎり、一切の心的活動は生命的な現実味を帯びてくる。私たちは、親から子へ、世代を通じて引き継がれる生命を感じるが、この現実は私たちの行動にともなうアクチュアリティであり、共同体感覚でのみ捉え得るのだ。

また、個別の身体を持った「私」（ビオス）は、ゾーエーから生命を引き受け、ゾーエーとの関係を保ちながら、対象化されたリアリティを生むことになる。これが「私」の個別化、自己性、主体性の成立ということである。

リアリティが形成されれば、アクチュアリティが事後的に発見され、アクチュアリティ／リアリティの差異が生まれるが、祝祭などのイントラ・フェストゥム的な状態では、純粋なアクチュアリティが実現する。これとは対照的に、離人症者はアクチュアリティを消去することで純粋なリアリティの世界に住んでいる。また、統合失調症においては、個別的な生命が連続的な生命一般に根ざしているその界面において、身体活動と一体となって働いている意識活動が、その自己性／主観性／主体性の成立不全に陥っている。統合失調症の基本的な障害は、ゾーエーとビオスを結ぶ関係の不成立なのである。

精神科医が臨床の場面で出会うのは患者のビオスだが、それは無限定のゾーエーが個々の患者の身体に宿ることで実現している。ゾーエーを対象的に認識することは不可能だが、精神科医は患者とのあいだに一体感や連帯感を感じるとき、ゾーエーの非対象的で直接的な経験をしていると言ってよい。

臨床場面でなくとも、私たちは日常生活においてゾーエーを感じることがある。

たとえば、子どもが痛がっているとき、母親は痛がっているその箇所に、主観的な激痛を感じることがある。恋人どうしが見つめ合うとき、主観的経験など入り込む余地のない、完全な一体感が共有されている。これは、私的な意味での主観的意識が個別性の壁を超えて、他者にまで広がっているのであり、そこには相手と共有された意識がある。それは、第三者には隠蔽されているという意味で私的な性格をもっているため、木村は「私的な間主観性」と呼んでいる。

誰もが個別化した主観的な意識を持つと同時に、「私的な間主観性」という形で他者と主観性を共有しており、互いに交わり合うことができる。そしてこのような間主観性は、生命一般（ゾーエー）に根ざしているのである。

†「時間」と「自己」からみた人間論

木村敏の精神病理論をもう一度整理すると、その理論展開は「自己」⇒「時間」⇒「生命」といった具合に問題の焦点が移り変わっている。ただ、基本的な考え方に大きな変化があるわけではなく、むしろ思想としては一貫していると言ってよい。最後にその意味を再検討し、木村理論の可能性を探ってみることにしよう。

初期の木村敏は、離人症における「自己の存在が感じられない」という問題に関心を抱き、他の精神病理の場合も「自己」の問題を考えようとしていた。まずうつ病の研究に着手し、うつ病者が社会的な役割に過度に同一化し、その役割に基づく人間関係、価値観、秩序を過度に重視することに着目した。これは自己同一性に関する深刻な問題と言えるのだが、しかしそれは、自己が個別化して成立し、自己像（対象としての自己）が意識されているからこそ可能なのである。

これに対して、統合失調症では自己の個別化が成立していない。この事態を木村は、ノエシス的自己の差異化によってノエマ的自己が形成されていない、という言い方で説明しているが、ノエシス－ノエマは現象学用語で、意識作用と意識対象ということなので、要するに自己が対象化されていない、自己像が成り立っておらず、「自己」として意識されていない、ということである。統合失調症においては、自己が明確な自己像として対象化しておらず、個別化して成立していないのだ。

次に木村は、こうした「自己」についての問いを「時間」の問題として捉えようとした。人間の存在が時間性を本質とすることは、すでにハイデガーが明らかにしているが、木村もこのハイデガー時間論に多大な影響を受けており、過去、未来、現在、という三つの時間性の変容として、精神病理が捉えられることになる。うつ病のポスト・フェストゥム意識、統合失調症のアンテ・フェストゥム意識、癲癇や躁病のイントラ・フェストゥム意識、というように。

こうした三つの時間意識は、精神病に特有な意識というわけではない。誰であれ、この三つのいずれかを中心とした生き方をしているものであり、過去をふり返ってばかりいる人間もいれば、未来のことばかり心配している人間もいる。そしてもちろん、現在だけに執着している人間も。これらの時間意識に応じたあり方は、人間の基本的な存在構造なのであり、精神病ではこれらのバランスが極端に悪く、偏り、歪んでいるだけなのだ。

こうした時間性を軸とする木村敏の人間論は、人間の存在本質を的確に捉えている。その証拠に、私たちは自らのあり方を内省すれば、自分がポスト・フェストゥム的なのか、アンテ・

フェストゥム的なのか、あるいはイントラ・フェストゥム的なのかを分析することができる。

このことは、木村敏の時間論が本質の洞察という点において、優れた現象学的な研究であることを示している。現象学的な精神医学、心理学と呼ばれる研究の多くが、「現象学的」と呼ばれながらも、患者の内面の意味分析に終始し、本来の現象学的な本質的考察が少ないことを思えば、これは大きな功績と言える。

事実、木村敏の時間論から導き出された精神病理論には、かなり説得力がある。うつ病者が人間関係や社会的役割などの秩序を維持し、それを壊さないようにするあり方は、これまで(過去)の自分のあり方を維持し、壊れないようにしているのであり、統合失調症者の態度が性急で不安に満ちているのも、これから(未来)の未知なる出来事についての態度、あり方と言ってよい。また、躁病者の後先を考えない突発的な行動も、いま(現在)しか見えていない状態だと考えれば納得できる。

こうした私たちの納得感は、これらの精神病理が決して健康な人々の日常的なあり方と無縁なものでも特異なものでもないことを示している。それは私たちのあり方と多くの共通性を有しているからこそ、共感したり、理解できるのだ。それだけ、木村の時間論が人間のあり方の本質を捉えているということであり、それは今後の精神病理学においても大いに応用できる考え方と言えるだろう。

†生命論の問題点と可能性

一方、時間論から生命論に展開していく段階になると、正直言って、どう評価すべきなのか、戸惑いを感じてしまう。なぜなら、そこで展開されている理論は確かに思想的な魅力はあるのだが、現象学的な本質論とは言えないからだ。

木村敏の生命論では、自己が「自己ならざるもの」から分離する物語になっており、この「自己ならざるもの」は単なる他者や自然ではなく、「絶対の他」とか「あいだ」「根源的自発性」「ゾーエー」などと呼ばれている。それこそが自他未分の大いなる「生命」であり、この「生命」は対象として認識することはできないが、直接関与するアクチュアリティにおいては感じることができる、というのである。

確かに「自己」は最初からあったわけではなく、どこかの時点で成立し、意識されるようになったに違いない。しかし、こうした自己の形成プロセスを証明することは決してできないし、自他未分の「生命」の存在も仮説でしかあり得ないように思える。

この点について木村敏は、こう答えている。「生命」を実体化していると批判を受けるが、私はリアリティとして対象化された生命ではなく、アクチュアリティにおける生命を語っているのだから、この批判は見当違いである。「モノ」の世界であるリアリティは客観的な認識対象になり得るが、「コト」の世界であるアクチュアリティは、主観的に関わる中でしか感じることができない、と。

そもそも、まず実存的な意味の世界（コトの世界）があって、そこから対象化が生じ、事物的な世界（「モノ」の世界）が構成（物象化）されるのだから、生命の実体化もこうした対象化から生じているにすぎないとも言える。ベルクソンも主張しているように、客観的に分析するのではなく、直に見聞きし、感じることで、対象の性質を直接的に把握し、生き生きとした世界に触れることができる。それこそ、「生命」と触れ合えるアクチュアリティの世界なのである。

ここには、木村敏の「生命」を核とする壮大な世界観の魅力がある。誰しも世界の中に生き生きとした生命的なものを感じる瞬間はあるだろうし、木村の主張するアクチュアリティの世界について共感できる部分も少なくないだろう。私自身、こうした木村の生命思想に魅かれないわけではない。しかし、木村敏の語っている生命が、対象化され得ないアクチュアリティにおける「生命」だとしても、その連続的な生命からの個別化を「自己」の形成として語るのは、やはり証明できない仮説と言えるのではないだろうか。

だからといって、木村敏の生命論が精神病の理解や治療に役立たない、とまで言うつもりはない。この理論はどんなに抽象的な概念や哲学用語で語られていようとも、決して頭のなかだけで捏ね上げた産物ではなく、木村敏自身の実存的な実感、経験から考察されたものであるからだ。しかも木村は、自分の経験からのみ、こうした生命との生き生きした接触について語っているわけではなく、ブランケンブルクの「自然な自明性」も、ミンコフスキーの「現実との生ける接触」も、結局は同じ経験を指していると考えている。

こうした生命を感じる経験の喪失は、現象学的・人間学的精神病理学の精神科医たちが共通して重視してきたものであり、そこに統合失調症を中心とする精神疾患の謎を解く鍵がある。木村敏はそう考えているのだ。これは大変興味深い考え方であり、その謎を考えることには確かに重要な意味があるように思える。必要なのはこうした生命を感じるような経験の本質を考えることなのである。

本来、現象学的な本質の探究とは、多くの人に共通する経験の意味(本質)を考えることだ。誰もがいきいきした現実との接触感、生命を感じるのであれば、それは人間の日常生活において重要な意味を持つはずであり、だからこそ、木村敏の生命論は大勢の人を魅了するのだろう。そこには人間一般に共通する存在本質が深く関わっている。

だとすれば、このような本質の考察は、心理臨床という現場においてもきっと役に立つにちがいない。ここに、私は今後における木村理論の可能性を感じるのである。

参考文献

木村敏『自覚の精神病理——自分ということ』紀伊國屋書店、一九七八年
木村敏『人と人との間』弘文堂、一九七二年
木村敏『分裂病の現象学』弘文堂、一九七五年
木村敏『自己・あいだ・時間——現象学的精神病理学』筑摩書房（ちくま学芸文庫）、二〇〇六年
木村敏『時間と自己』中央公論社（中公新書）、一九八二年
木村敏『心の病理を考える』岩波書店（岩波新書）、一九九四年
木村敏『生命のかたち／かたちの生命』青土社、一九九二年
カール・ヤスパース『精神病理学原論』（西丸四方訳）みすず書房、一九七一年
ルートヴィヒ・ビンスワンガー『現象学的人間学』（荻野恒一・宮本忠雄・木村敏訳）みすず書房、一九六七年
マルティン・ハイデガー『存在と時間（下）』（細谷貞雄訳）筑摩書房（ちくま学芸文庫）、一九九四年

第５章

中井久夫

——「世に棲む」ための臨床

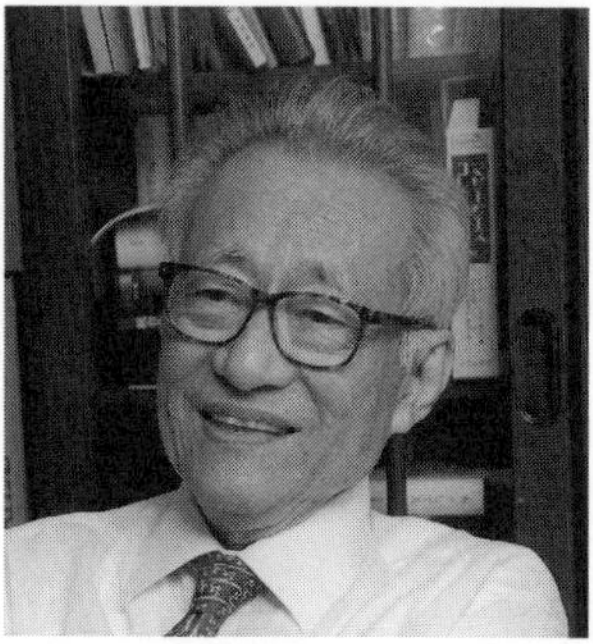

中井久夫
（なかい・ひさお）

奈良県生まれ（1934- ）。精神科医、精神病理学者。京都大学医学部を卒業。統合失調症の研究で名高く、特に回復過程の研究は高く評価されている。また、絵画療法として風景構成法を考案した。神戸大学医学部教授、甲南大学文学部教授等を歴任。優れた文筆家でもあり、『家族の深淵』で毎日出版文化賞を受賞。阪神大震災後は、PTSD の研究・紹介に取り組み、看護師の育成にも尽力している。

1　統合失調症の病理論

†臨床の着地点

日本の精神医学の世界において、中井久夫の名を知らない人はいないだろう。彼を知る精神科医たちは口を揃えて治療者としての有能さ、優れた理論、人格を讃えており、しかも中井の文章は幅広い教養に裏打ちされ、非常に高い水準を保っているため、一般の人々の間でも愛読者は少なくない。

私自身、中井久夫の著書を読んできて、その都度、明快な語り口にのせられ、なるほどそのとおりだな、と納得してきた一人だ。疑問を抱かせない明晰な文章は、読者としては大変心地よいし、一つ一つの言葉には強い説得力を感じさせられる。

しかし一方で、中井久夫の著書の多くは、あまり体系化されたものがなく、文章がわかりやすい半面、全体像をつかみにくい面がある。体系化を好まないことは、個々の臨床を扱う人間にとっては、むしろ当然なのかもしれない。だが、これだけの影響力を持つからには、やはり一貫した人間理解、治療原理があるはずだ。体系化はできないとしても、それぞれの論文、著書の間に通底するものは見つかるに違いない。

ここで中井久夫の経歴を、ざっとふり返ってみることにしよう。

精神病理学、統合失調症の治療法研究を専門とする中井は、世代的には、笠原嘉、宮本忠雄、木村敏、安永浩らと同じである。東京大学医学部附属病院、名古屋市立大学医学部を経て、一九八〇年に神戸大学医学部の教授となっている。サリヴァン、バリントといった精神分析医の影響が見られるが、精神分析を実践してきたわけではない。特定の学派にこだわらず、優れた理論を柔軟に取り入れながら、独自の治療論を築き上げていったのであろう。

周知のように、統合失調症の臨床、治療論には定評があり、多くの臨床家に影響を与えている。たとえば、サリヴァンの提唱した「関与しながらの観察」の重要性を強調し、寛解期の治療を重視するなど、日本の精神医療に新しい観点をもたらしており、精神療法においても「風景構成法」という独自の技法を生み出している。その一方で、ラテン語、現代ギリシャ語、オランダ語に通じ、文学や歴史にも精通しているため、高い教養に裏打ちされた独自の治療文化論を展開していることでも知られている。また、阪神・淡路大震災においては、被災者の心のケアにあたり、PTSDの研究・紹介も行なっており、精神科医療に関わる看護師の教育にも尽力し続けてきた。

このように、多方面で優れた仕事を残しているのだが、これを多才の一言で片づけるのは早計に過ぎる。これほど多様な関心を抱き続け、文化や歴史、文学、教育に関する豊饒な見解を出し続けることができる背景には、「人間とは何か」という強い問題意識があるように私には思える。

人間とはどのような存在であり、どのように生きることが幸せなのか。そうした人間が社会の中でくらすことの意味を、中井はつねに頭の片隅に置いて治療を行なってきたのではないだろうか。だからこそ、単に患者の症状を解消する治療ではなく、どうすれば患者が社会の中で安定した生き方ができるか、という目的論的な観点を導入し、回復過程に対する細やかな配慮ができたのではないか。

そこに、「世に棲む」ことを臨床の着地点として見据えていた、中井久夫という精神科医の基本スタンスがあるように思える。

†統合失調症論

中井久夫の治療論を考える上で、統合失調症の問題は欠かせないだろう。彼は早くから統合失調症の患者と向き合い、その臨床のなかで様々な治療の理論を発見していった人物だ。統合失調症の議論なくして、中井久夫は語れない。

現在、統合失調症の患者はそれほど多いわけではない。にもかかわらず、多くの精神科医や臨床心理士、そして看護師までが中井久夫の言葉に魅了され、その理論に影響を受け続けているのは、そこに統合失調症の治療だけではなく、あらゆる精神疾患の治療において共通するような、治療者としての態度、考え方が示されているからだろう。

統合失調症に対する中井の理論は、終始、患者の立場から考えられている。患者の症状、病理を客観的に分析する、といった自然科学的な態度とはいささか異なり、患者の気持ちに寄り添い、患者にとって何が必要なのか、どうすれば苦しみを緩和し、より生きやすくなるのかが優先されている。

症状のみに着目していれば、症状の除去だけが治療目標になりやすい。そのため、妄想や幻覚などの激烈な症状が消褪してくれれば、大体のところは治したな、と思い込んでしまうだろう。しかし実際には、症状が消えれば患者が楽になるとは限らないし、むしろそこから患者の新たな苦しみとの闘いが始まることも少なくない。精神疾患の症状は、苦しみを避けるための防衛反応として生じている可能性があるからだ。

したがって、患者の症状が緩和し、再び社会生活を始めなければならない状況が近づくほど、より一層の注意が必要になる。中井久夫が統合失調症の「寛解期」(症状の緩和した時期)を重視するのは、まさにこのためである。

統合失調症に関しては、発病過程の研究はたくさんあっても、寛解過程についての研究はほとんどなく、「統合失調症の精神病理学は一般に発病の過程に精であり、寛解の過程に粗であるという印象がある」(「統合失調症状態からの寛解過程」『統合失調症2』)。それは症状のみを重視する自然科学的な態度のため、というだけではない。

幻覚や妄想など、統合失調症の激烈な症状が消失した寛解過程は、本来、医師が深く関わりながら観察する絶好の機会であるはずだ。中井はこれをサリヴァンにならい、「関与しながらの観察」と呼ぶ。しかし、発病時には幻覚や妄想について多くを語ってくれる患者も、寛解期になると言葉が少なくなり、豊富な言語的生産が消褪するため、医師は患者とのコミュニケーションをつなぐ「導きの糸」を見失いやすい。言語表現に乏しいために、研究も不十分になりやすいのである。

繰り返すが、軽視されがちなこの時期(寛解期)こそ、統合失調症の治療においてきわめて重要な意味を持っている。この点をもう少し深く理解するために、次に統合失調症の発病過程から寛解過程にいたるプロセスを細かく見ていくことにしよう。

†発病から寛解、あるいは慢性化へ

統合失調症の発病に至る前段階は、焦慮感(あせり)が強くなるのが特徴だ。そして、あらゆる可能性（未来）を考慮に入れようとして、かすかな徴候にも敏感になる。周囲の人間の何気ない言動にも、不信感、疑問を抱き、隠された意味を見出そうとするだろう。ささいなことも大問題であるかのように感じ、一挙に解決しようとする。

統合失調症を発症する「急性期」（急性統合失調症状態）に至ると、不安や緊張はさらに強くなり、幻覚や妄想も見られるようになる。不合理な言動も目立ち、自分の考えがもれている（他人に知られている）といった訴えもある。「世界」対「自己」は対立的に捉えられ、自己は世界に「読まれる」存在になる。これは、自分が世界の意味を主体的に読みとるのではなく、自分のほうが本心を読み取られる客体になってしまう、ということだ。

このような時期には、絵画療法などの精神療法を行なうのは難しく、病者の傍にそっと寄り添うような態度、シュヴィング的方法が必要になる。シュヴィング的方法とは、看護師のシュヴィングが実践したやり方で、拒絶的な患者のベッドサイドに座り、黙ってそばにいて話を聞いてあげたり、安心感を与えるような態度で接することである。中井によれば、治療者が不安を払う母親のような存在となれば、「世界」対「自己」の対立性のいずれにも属さない第三者として対立を和らげることができる。

こうした急性統合失調症状態もやがて治癒へと向かい、急性期の終結と寛解期（回復過程）への転換を告げる一連の現象が観察されるようになる。

まず、下痢や便秘、発熱、めまい、腹痛、薬物の副作用、身体疾患など、身体的不調を訴えるようになるのだが、これは決して悪化の兆候ではない。子どもが心理的な不安において身体的不調を訴えるのと同じで、むしろ自然な反応が回復してきた証である。また、しばしば悪夢を報告するようになるが、これも幻聴や妄想が消えた代りに、それらが夢に入り込んだ結果にすぎない。

この急性の幻覚妄想の消失、統合失調症的世界の崩壊に対して、患者は新しい状態の頻出にとまどい、強い不安や危機を感じるだろう。しかし、こうした身体の症状は一過性のものにすぎないこと、急性期が終わりつつある証であることを告げておくと、患者も肯定的に捉えることができる。

また、多くの提案が頭に湧き起こり、次第に「あれもやりたい」「これもやりたい」と主張しはじめる。これは新たな生活をやり直そうとする試みとも言えるので、家族も乗り気になりやすいが、大抵の場合、翌日には忘れている。ただ、これも寛解期へ移行する転換期（臨界期）の訪れを告げるものであり、急性期とは異なった対応が求められている。

臨界期は精神療法の好機であり、急性期にはタブーだった「なぐり描き法」「風景構成法」などが効果を発揮するようになる。急性期を過ぎると患者の語りが減り、患者の内面を知る手立てが少なくなるのだが、こうした絵画療法などの技法をとおして言語的交流も可能になる。

ただ、この時期の精神療法は、例外的な高い密度で行なわれなければならない、と中井は述べている。おそらくそれは、患者との関係性を把握し続け、治療の「導きの糸」を見失わないため、ということもあるのだろう。

一方、この時期には強い孤独感が生まれ、死を求めたり、再発を願う場合さえあるため、十分注意しなければならない。この孤独は急性期における自閉的な感覚とは異なり、人間的世界に開かれた孤独であり、誰か自分を受け入れてくれる存在を求めている。すなわち、これは治癒へ向かっていることを示しているのである。したがって、治療者による心理的な支えが不可欠であり、いわゆるシュヴィング的接近法が引き続き必要になる。

こうした臨界期に誤った対応をせず、うまく乗り越えることができれば、やがて回復へと向かう過程である寛解期が訪れる。

寛解期の前期は、言語活動は目立たず、周囲からは心的諸機能の水準が低下しているように見えるが、患者自身は余裕があることを自覚しており、大きな不安はなくなっている。悪夢も少なくなり、再建夢が増えてくる。例えば、枯野の中を草の芽を探している夢や、丘を切り開いて田畑を作る夢など、新しいものが見出され、創出される夢である。描画では、同一主題の多様化、中心主題の明確化が見られ、自由の増大を示している。

寛解期の後期になると、精神活動に対する身体的な対応はほぼ健康者の水準に近づき、夢機能も回復し、言語活動は活発化しはじめる。また、現在の状況から過去を眺め、不安なしに過去を回想するようになり、未来も予測が可能になってくる。余裕が生まれ、ある程度の突発的事態にも対処できるようになる。ある意味では、外界との接触感が回復した、と言うこともできるだろう。

だが、外界の刺激に対する保護感（守られている感覚）も喪失するため、その危機の克服が課題となる。予測できない要素に満ちた世界で、不意打ちの脅威にさらされ、世界像の修正を迫られるのだ。また、確定し得ない推測、長期的推測を強いられる状況も増え、考慮すべき要素が多すぎるために苦しくなるだろう。この破綻を防ぐには、心理的に距離をとるか、猶予期間をとることが必要なのである。

しかし、このような寛解過程への進展は、必ずしもうまくいくわけではない。先にも述べたように、寛解期に対する研究、言及が少ないということは、それだけ十分に理解されていないということでもある。このため、臨界期から寛解期への移行に失敗し、病気が慢性化してしまう危険性もある。治療関係が見えなくなり、病気の過程が追跡されないまま、いつのまにか急性期の状態が減退しただけの病的状態のまま、固定されてしまうのである。

†慢性化の危険性

　発病過程にせよ、寛解過程にせよ、次の段階への移行が阻まれるなら、そこで治療過程は停滞する。統合失調症の発病 - 寛解過程で通過する各段階はすべて過渡的で不安定なものだが、この不安定性の持続によって何らかの二次的変革が起こり、それによって慢性統合失調症状態が成立する。それは、前段階から次の段階へと経過する「過程」とは異なり、悪い状態のまま安定してしまったことを意味するのだ。

　では、なぜ慢性化に陥ってしまうのか、ということだが、中井久夫はその原因として、「導きの糸喪失体験」というものを仮定している。それは、急性統合失調症状態および寛解過程から慢性状態への移行に際し、治療者の内面において「治療関係が行方不明になること」、あるいは「患者の構造が見えなくなること」であるという。

　急性期の症状が消失し、患者の語り（言語活動）が少なくなると、一見、安定してきたように見える。しかしその一方で、患者がどう感じているのか、患者と自分（治療者）との関係性はどうなっているのか、治療者には見えにくくなってくる。このため、治療者は困惑と無力感を抱くのだが、「何とかせねば」という焦りは生じない。このことが慢性統合失調症状態を招いてしまうのだ。

それに多くの患者は「正常者とは疲れを知らずに働き、いつも気分は快晴なものだ」と信じているため、この理想的な正常を目指して不可能な努力を続けてしまいやすい。しかもこのような努力は、しばしば治療者から評価され、支持されてしまうため、余計に厄介なのである。実際には、健康とみなされている一般の人々も、このような理想的な正常性を維持している人は少ない。だから、統合失調症の治癒はこのような意味での正常性を目指すのではなく、余裕のある生き方を目指すべきなのだ。

しかし、患者はこうした不毛な努力に固執するため、次第に治療者もうんざりし、気を抜いてしまいやすい。それは結局、慢性化を招いてしまうことになる。

それだけではなく、臨界期が通過しようとしているのに、医師が気づかず、機会を逃してしまう場合もある。そうならないためには、身体症状の出現は臨界期のサインだと気づく必要があるし、人間共通の孤独を感じているので、「いつもそばにいる」ことが必要になる。幻覚や妄想も減少するが、「症状が消えた後はさびしいよ」「本当に消えてもいい？」と念を押すとよいだろう。

また、寛解期に入っても、家族の介入によって悪化する場合もある。そもそも統合失調症の患者は、病気を発症して精神科を受診する前は、家族の問題の立て方、ものの見方に従って問題解決を試みているものだが、大体は失敗の連続である。しかも家族に苦悩を打ち明けると、家族の問題解決法を勧められるので、当然また失敗する。その結果、絶望し、精神科を受診することになるわけだ。

その後、治療をとおして寛解期に入ると、面会、外出、外泊の機会が増えるのだが、すると再び家族の解決法を勧められる。早起きさせられたり、マラソンさせられたり、その家族なりのやり方に従わされてしまう。患者は家族に愛され、認められたいために、すでに失敗したはずの家族の解決法を再び試み、悪化してしまうのだ。

2 治療者の態度と精神療法

†「心の生ぶ毛」とベース・チェンジ

患者も家族も挫折の繰り返しで心を閉ざすようになれば、長期入院で世界も狭くなり、治療者も面接の話題に困るようになる。面接がマンネリ化すれば、「症状レベルの合意」しかしなくなり、患者が症状を語り、医者が記録するという関係で安定し、慢性状態を維持強化してしまう。また、症状や家族関係を第三者がいる前で語ることに馴れてしまい、秘密にされるべきことを集団の中で語ることに抵抗がなくなってくる。これは中井久夫がしばしば口にする「心の生《う》ぶ毛《げ》」を失った状態である。

「心の生ぶ毛」とは繊細さ（デリカシー）のことで、それは普通、敏感で、慎みのある優しさをともなっている。相手の微妙な表情を読み取るなど、わずかな兆候への感覚によって対人配慮が成り立つとすれば、この感覚こそ「心の生ぶ毛」と言うこともできる。また、そうした繊細さ、優しさは、周囲の人間からは人間的な魅力として感じられるはずである。

統合失調症になりやすい人は、本来、こうした繊細さをもたらす兆候への感覚が非常に強いのだが、それゆえに、過剰な意味を読み込みすぎて混乱し、不安が強くなり、妄想的な確信に導かれる。逆に、回復過程において慢性化が生じる場合、過剰な不安や妄想的確信の消失にともなって、兆候への感覚、「心の生ぶ毛」も失われてしまう可能性がある。それは「高い感覚性」を取り柄とする統合失調症圏の人にとって、とても大きいダメージとなるだろう。

したがって、慢性状態の治療において、というより寛解期の治療全般において、この「心の生ぶ毛」を失わないように配慮することが必要になる。「心の生ぶ毛」を失っていない慢性統合失調症状態の人は、魅力があるので、結婚している人も少なくないし、幻聴にも強いので、医療を受けないままで生涯を送る人が予想外に多い。それは、他者と良好な関係を維持する上で不可欠なものであり、慢性状態以外の治療においても重視されるべきことなのだ。

無論、「心の生ぶ毛」が保たれ、日常生活もそれなりに送れているからといって、慢性状態に苦しみが少ないというわけではない。「慢性統合失調症者の多くは、実は一般に心身ともに動揺してやまないものであり、慢性統合失調症状態は決して安定した「状態」ではない」（「統合失調症の慢性化問題と慢性統合失調症状態からの離脱可能性」『統合失調症2』）。

まさにこの動揺の中にこそ、治療のとりかかり点がある。留意すべきなのは、統合失調症状態が「地」で、その上に寛解期に属する諸現象が点在する状態から、寛解期的な現象が「地」となり、消え残る統合失調症現象がその上に点在する状態への転換点（ベース・チェンジ）である。強力な精神療法によって、このベース・チェンジが起こり得る。

これについて、中井久夫は次のような例を挙げている。

ある患者が退院要求を繰り返していたが、過去七回の退院後はすべて一週間で関係念慮（関係ないはずのものが、自分と関係あるように思える妄想）と幻聴が再発して再入院していた。中井久夫は一か月ほど、この執拗な訴えに困惑し、時には苛々しながら対座し、この患者はなぜ入院期間のほとんどを退院要求に費やしているのか、自問自答を繰り返していた。

ある時、中井は突然「君がすぐ退院したいのは君の病気はもう治らないと思っているからではないか」という、自分でも用意していなかった問いを発した。患者は感情をこめて「そうです」と答えた。「私があきらめていないのに、どうして君が先に投げてしまうのか」と、かなり強い語勢で言うと、患者は何も言わなかったが、中井はこの直球の言葉を受け止めてくれたと思った。それ以後、退院要求は影をひそめ、寡黙にはなったが、決して拒絶的ではなかった（非拒絶症的寡黙）。患者は二カ月余りで退院し、その後四年以上、外来通院を続けたが、関係念慮は一過性となり、寛解ベースが続いていた。

この例では、治療者である中井久夫の言葉をきっかけにベース・チェンジが起こり、寛解期の現象が中心となる状態へ移行している。はっきり書かれているわけではないが、おそらく、患者は自分の気持ちに気づかされるとともに、その気持ちを治療者に受け止めてもらえたことで、治療効果が生じたのだろう。

急性期や慢性状態の患者は、統合失調症の症状が中心になっている「分裂病ベース」にあり、これをいかにして症状の緩和した「回復ベース」に持ってくるか、つまり寛解期に移行させるかが問題である。こうしたベース・チェンジこそが、治療の要なのである。

†「あせり」から「ゆとり」へ

ところで、統合失調症の患者に対しては、一体どのような治療態度で接することが好ましいのだろうか？

中井久夫によれば、統合失調症患者にとって、対人関係における安心感、つまり「基本的信頼」は重大問題であり、治療者は変わらない態度を維持し、患者の「気持ちを汲む」（共感する）ことが必要である。統合失調症患者の防衛機制は単純であり、あまり本音や感情を隠すことができないため、「気持ちを汲む」のは難しくない。

また、患者の言葉が妄想的で「了解不能」なときでも、治療者は自然で謙虚な態度をとらなければならない。妄想が了解不能でも、妄想を持つ人間の苦悩は了解不能ではない。そのため、中立的な態度を維持しながら、自分の判断は保留すると明言し、患者がそう考えているという事実を尊重する。そして、秘密を語ってくれたことを感謝する。

要するに、治療者は患者の気持ちを汲むだけでなく、あなたの苦しみはちゃんとわかっているよ、と態度で示すことが必要になる。その際、どのような言葉を選ぶかが重要な意味を持つのだが、特に「あせり」と「ゆとり」という言葉が有効である。そう中井は繰り返し強調している。

急性期の患者は「ふりまわされている」「ゆとりがない」「あせり」という言葉をよく使うものだ。「ゆとり」とは、心の自由の実感であり、それは〝自然に気づくもの〟である。これに対して「あせり」とは、自由の欠乏を感じながら、わずかでも自由度を高めようとする懸命の努力の実感と言ってよい。

統合失調症患者は「何かをしなければ」と焦っているものだが、何を焦っているのかはよくわからない。しかし、自分の「あせり」を自覚し、「ゆとり」を欲しているため、「あせり」という言葉は患者の気持ちを汲む手がかりとなる。また、「あせり」は貶めの意味で受け取られず、「不安」より抵抗がないため、「あせり」を指摘すると手ごたえがある。

「分裂病者における「焦慮」と「余裕」」（『治療』）という有名な論文においても、中井久夫はこう語っている。「あせり」（焦慮）と「ゆとり」（余裕）という言葉は、統合失調症患者を貶めず、安全保障感を崩さずに語れる言葉であり、興奮している患者への語りかけの糸口になるような、患者の気持ちを汲む時の鍵言葉なのだ、と。

対話がこれらの言葉を中心に行なわれると、患者は例外的な真剣さを示すものであり、無謀さを指摘すれば激しく反論する患者でも、「あせり」によるものだと言えば、素直に認めることが少なくない。

これは、近代社会における価値観が影響しているのかもしれない、と中井は述べている。近代社会では、早く仕事ができることが賞賛される社会であり、急ぐことが評価されるため、「あせり」も病的なことではなく、急ぐことを重視する現代人の普通のあり方と言える。だからこそ、「あせり」を指摘されても、否定的な評価を受けたとは思わないのだ。

そこで統合失調症の治療においては、「あせり」と「ゆとり」が弁証法的関係を示しつつ、次第に奥行きの深い「ゆとり」となるプロセスだと考えればよい。

まず発病の前段階においては、焦慮感が強く、あらゆる可能性（未来）を考慮に入れようとし、かすかな兆候にも敏感になりやすい。安易な了解は不信を招くだけであり、「それから……」と先へ急ぐように問う問診法も避けなければならない。そして、そっと「あせり」を取り上げるとよいだろう。

次に急性期に入った場合、治療者の「落ち着き」が最も強い鎮静力を持つため、低い声で、時には耳元でささやくように語りかける。初診の患者は初対面の人間として扱い、医師が家族の手先であるという誤解を生まないように配慮する。

そして寛解期。ここでは悪夢、不快感、吐き気、下痢と便秘の交代、頭痛、眩暈、不眠、微熱など、身体的反応が顕著になる。身体のことは自覚できるし、葛藤も生じないため、身体に関する指摘は、自己身体像の明確化につながってくる。身体の好調不調を話題にすることは、治療の全期間を通じて有益であり、身体的な異常の出現を予告し、それが一時的現象だと語っておけば、不安はかなり抑えられる。

また、回復過程は「あせり」から「ゆとり」への変化であり、回復につれて、患者は「あせり」の減少と「ゆとり」の増大を自分で気づくことができるようになる。さらには、このことを知っておくと、治療がいまどのあたりにあるのかを知ることもできる。

こうした回復過程においては、自然回復力が働いており、「望ましい治癒像」を想定するより、患者と社会の「折り合い」をつけるほうが大事である。最初は倦怠感があるのだが、やがて新しいことをしようと次々に提案しはじめるので、少し待つように助言しなければならない。この提案も段々方向性が定まってくるが、今度はいやならやめるよう助言する。いやだと断る能力が身につけば、かなり状態がよくなった証である。また、「心の生ぶ毛」を擦り切らせないことが大切で、患者の人柄のよさを保持し、尊厳を維持することに留意しなければならない。
こうして、「あせり」が減り、「ゆとり」が増えてくれば、社会で生きてゆく準備が整うのである。

†風景構成法の考案

すでに述べたように、統合失調症の臨界期および寛解期の治療に際して、中井久夫は精神療法の有効性を主張しており、なぐり描き法やスクィッグル、そして自らが開発した風景構成法など、絵画療法を使っている。そこで、中井久夫の精神療法に対する考え方、および絵画療法の内容について、簡単に説明しておきたいと思う。

精神療法には様々な種類がある。支持的か挑戦的かという座標軸で見るなら、「支持的」(受容的)な精神療法はロジャーズ派が典型的で、これは「心の傷にほうたいをあてる」精神療法である。一方、「挑戦的」(賦活的)な精神療法の代表は精神分析であり、こちらは「心のしこりを暴いて明るみに出す」精神療法だ。両者は補完的な関係にあるため、精神療法家は自分が「支持的」か「挑戦的」か自覚し、両者を柔軟に動くことが必要になる。また、患者のどの部分に訴えるか、という見方で分類すれば、「変化導出型」（精神分析、行動療法、作業療法など）と「代理補強型」（森田療法、生活療法など）に分けられる。

絶対に正しい精神療法が一つだけあり、それをどんな患者に対しても適用できる、というものではないのだが、どの精神療法を行なうにせよ、患者に選択・拒否の自由を大幅に認め、それを示した上で治療的合意に入らなければならない。

中井久夫は絵画療法を中心に用いていたが、これは非言語的療法であり、絵を描かせることで患者の内面を分析できるし、絵を描くこと自体が治癒効果を持っている。このため、言語を意味どおりに受け取ることが困難な患者には特に有効性がある。種類としては、すでにあるものから形象を読み取る「投影法」（ロールシャッハ、なぐり描き法、スクィッグル）と、何もない空間に造形する「構成法」（箱庭、風景構成法、空間分割法、色彩分割法、自由画、課題画）がある。

中井久夫は投影法である「なぐり描き法」や「スクィッグル」を日本に紹介したことでも知られるが、やはり有名なのは、自らが開発した「風景構成法」であろう。

風景構成法では、まず画用紙を枠取りし、「いまから私の言うものを次々に描きこんで風景にして下さい」と指示し、「川、山、田（以上は大景）、道、木、家、人（中景）、花、動物、石か岩（近景）」、「あと何か足りないと思うもの、描き込みたいもの」と述べる。描画中は患者の行為に注意し、作業が終わったら、全体の統合性、豊富性、分化性、空間の奥行を大観してから、個々の意味を考える。ただし、一枚の絵からは何も言えないし、解釈については多くを語る必要はない。

なお、画用紙の四辺は治療者が眼前で枠づけしてから手渡しており、中井はこのようなやり方を「枠づけ法」と呼んでいる。

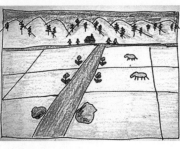

風景構成法
（写真：中井久夫『最終講義――分裂病私見』p95より、25番）

枠がないと雑多なものが描けるが、何を描いてよいかわからず、まとまりにくいし、不安にもなりやすい。しかし、紙に枠を描いておくと、守られているような安心感があり、描画が容易になる。しかも枠づけられた紙への描画は、思わざる内実、ホンネを示すことが多くなる。「絵画療法の実際」（『治療』）によれば、枠は保護するものであると同時に表現を引き出すものなのだ。（ただし、枠は集中を強い、逃げ場がなく、描かねばならぬと感じさせるため、急性精神病状態では禁忌である）

ちなみに、この「枠づけ法」の発想は、河合隼雄の講演から示唆を受けている。河合は箱庭療法について、統合失調症患者は柵を周囲にめぐらせてから箱庭を置くものだ、と述べている。この話を聞いた中井は、柵（枠）が保護的な働きをするのだと考え、描画に枠づけを試したところ、なぐり描きの描線がやわらかい豊かな描線に変化したのである。

絵画療法は造形や箱庭なども含めると「芸術療法」として一括されるが、中井久夫は「〝芸術療法〟の有益性と要注意点」（『治療』）という論文の中でその特質を列挙している。

まず、芸術療法は言語交流が中心となる神経症群では二義的だが、前エディプス的な問題の患者には有効である。それは治療者の切迫性を和らげる効果もあり、沈黙も気詰まりでなくなる。また、何を作っても貶められないので、患者は偽りやごまかしの必要がなく、行動化も和らげられる。あまり解釈はいらないし、因果関係の陳述も必要としない。作成しながら考えがまとまってくる、というメリットもある。

さらに重要な点として、芸術療法は第三の対象（作品）を導入するので、治療者と患者の二人関係に伴う危険性を防ぐ力がある。二人関係には特有の不安定さがあり、特に母子関係に問題を抱えた患者の場合、対話中心の精神療法を行なうと依存されやすい。しかし、作品は無生物だが二人のどちらにも属さないので、二人関係の危険を和らげてくれるのである。

3　統合失調症の治療プロセス

†治療的合意と信頼関係

統合失調症の精神病理、治療態度、精神療法について見てきたが、ここで定評のある中井の著書『精神科治療の覚書』に沿って、治療プロセスにおける留意点を整理してみることにしよう。

治療を始めるにあたって大事なのは「治療的合意」であり、合意なき治療は彷徨的になる（どこへ治療が向かっているのかわからなくなる）。その際に伝えるべきことは、まず「治療者と家族と患者の呼吸が合わなければ治るものも治らない」ということ。実際、この呼吸が合うかどうかは、その後の治療経過を大きく左右する。

たとえば、家族が治癒を急いで、勝手にあれこれ患者に勧める場合、治療者がそれを知らないと厄介な事態になるだろう。それを避けるには、治療者が「呼吸合わせ」のイニシアティヴをとらねばならないし、そのことを家族にも確認しておく必要がある。

また、お互いに「あせらない」と約束し、「医師まで焦っちゃおしまいだからね」と言ったり、「私が希望を持っている間に君たちが先走って絶望しないように」と助言する。「苦情を聞くのが私どもの仕事なので、どうか〝いい話〟を言おうと準備しないで下さい」と言っておくことも大事らしい。

さらに、「君が私に話したことは家族には伝えない。家族の話は君に言うけどね」と告げておく。これは患者との信頼関係を築き、安心して本音を話してもらうためには不可欠だが、それだけではなく、患者が秘密を持てるようにする、という意味でも重要だ。秘密を持てるようになったとき、心の病から解放される、と主張したのは土居健郎だが、それは内面の自由を確保できる証だからである。それに統合失調症者の場合、自分の考えが周囲の人々にもれて伝わっていると感じやすいため、より一層、重要な意味を持つことは間違いない。人間は秘密を持つことをあきらめてしまうと、何も隠そうとしなくなる。恥も外聞もなくなってくるかもしれない。中井久夫が言うところの「心の生ぶ毛」を失ってしまう可能性が高くなるのである。

また、統合失調症の治療に薬物は欠かせないが、治療者と患者の間に信頼関係がなければ、抗精神病薬は手にするだけで不安を高め、薬の作用を相殺する。その意味でも、合意形成の時点で信頼関係を築いてゆくことは不可欠である。

精神療法や絵画療法を行なう際には、「疲れたら遠慮なくやめて下さい」「嫌な感じがしていれば、そうおっしゃって下さい」と述べ、自分の〝感じ〟に留意するよう言っておくことも必要だ。中井久夫によれば、患者は自己の内面に生じる〝感じ〟を自覚する力が弱いか、あるいはその感情を抑圧し続けたために感じられなくなっている。そのため、自らの感情に注意を向け、自分自身の本音に気づけるよう、促していくことが必要になる。

自己の感情に気づくことを、本書では「自己了解」と呼んできたが、これが心の治療においてきわめて重要なことは、すでに述べたとおりである。自己了解ができなければ、私たちは自らが望む行為を選択することが不可能になり、自由に生きることができない。そのため、治療者は患者が自らの〝感じ〟に気づくことができるように示唆を与え、自己了解を促さなければならない。そして、患者が治療者の示唆をもとにして自己了解できるには、やはり治療者との信頼関係が不可欠なのである。

†「発病の論理」と「寛解の論理」

統合失調症の治療において、もうひとつ重要なことがある。それは、回復過程（寛解期）は発病過程（急性期）とは異なるため、その違いを理解しておかなければ、大きな失敗につながってしまう、ということだ。これは、「発病の論理」と「寛解の論理」を区別して治療を行なう、ということでもある。

発病過程においては、なぜ発病したのかという原因探しに力を注ぐため、因果論の観点が強くなりやすい。これは自然科学の観点であり、症状を緩和あるいは除去する上では有効だ。しかし、大抵の場合、病気は単一の原因に還元できないため、原因にこだわりすぎれば逆効果にもなりかねない。このため、因果論は回復過程を考える上では妨げになる。「発病の論理」は寛解期には通用せず、むしろ慢性化を招く危険性さえあるのだ。

では、回復過程に必要な観点、「寛解の論理」とはどのようなものなのか？

回復過程は生理的なリズムやパターンのほうが心理的なものよりも先に整いはじめるため、覚醒より睡眠が、昼間の思考より夢が先に健康になりはじめる。そうでない場合、回復過程は足踏みし、逆戻りしがちであるため、仕切り直しをしなければ慢性化しやすい。また、こうした回復過程に出没する現象には、自然治癒力が働いていることも留意すべきだろう。症状にも破壊的側面だけでなく生命保護的な側面があり、その多くは無理に除去せずとも、回復過程の進捗とともに消失する。中井の言葉を借りれば、「かさぶたが取れる」ように、症状は自然に剝がれ落ちるのだ。

さらに押さえておくべきことは、回復過程には最適の進度があり、それ以下でもそれ以上でも慢性化または再発する、ということである。そして、いくつかの過程からなる回復の複合過程の進行速度は、一番遅い過程（「律速過程」）によって決まる。多くの精神科医は、目立つ過程

（本人が訴える奇妙な過程）を目安に治療の運び方を決めることが多いのだが、ゆるやかに回復する過程を置き去りにする治療は、再発という危険がつきまとう。

残念ながら、このような「寛解の論理」については十分に理解されていないところがある。回復過程の患者は言語活動が少なく、医師も多忙であるからだ。このため、治療者は往々にして治療初期の「発病の論理」から治療を続けてしまいやすい。

だが、回復過程では原因の追究ではなく、これからどうしたいのか、という目的を見据えて治療することが望ましい。病気が回復に向かうとき、必要なのは社会で生きるための着地点を考えることであり、原因に固執することではない。中井久夫の言葉を借りれば、「発病の論理が因果論に傾くのに対し、回復の病理論は目的論に傾くのは自然であろう」（『精神科治療の覚書』）。

†急性精神病状態の治療原則

回復過程にばかり話が及んだが、ここで発病過程のほうに目を転じ、急性精神病状態の治療についても見ておきたい。

まず中井久夫は発病過程を三つの時期に分けている。最初は「余裕の時期」で、多くは目立たず、ひきこもっているが、「いざとなれば」という幻想的な万能感を心に秘めている。次に「無理の時期」がやってきて、ある特定の事態に対して全力を挙げて対処しようとする。言葉は少ないが、断定的に決心を述べることもあるだろう。そして「焦慮の時期」が訪れ、無理な努力が空転し、あせりだけが大きくなる。

サリヴァンによれば、人間には自己の統合性を守るためのシステム(「セルフ・システム」)があり、自己を脅かすものを意識から解離する。だが、急性期はこのシステムが機能不全を起こし、「解離されるべきもの」が意識へ侵入する。すると、馴染みのない観念が出没するため、意識はそれに脈絡をつけ、まとめようとする。ノイズを意味あるものとして拾い、些細な知覚を重大な事態の予兆として受け取るのだ。こうして、「頭の中がいそがしい」状態となり、幻覚・妄想が生まれてくる。

幻覚・妄想は自然治癒力の現われでもある。得体の知れない恐怖は対象を持たないが、幻覚・妄想には対象があり、恐怖よりはましである。そのため、得体の知れないものを対象化し、恐怖から幻覚・妄想へ比重が傾きやすい。

治療者の対応としては、意識が自己に向かうと恐怖がつのるため、「自己を見つめよ」と言ってはならないし、幻覚妄想も細かく追及せず、「そうだとしたら大変つらいだろう」と語るほうがよい。おそらくそれは、せっかく対象化したものも、細かく追及すれば曖昧になり、得体の知れない恐怖に逆戻りしてしまうからだろう。急性期は解釈より共感が必要な時期、と言えるかもしれない。

一方、発病過程においては、家族も余裕を失っている。このため、患者と家族は相互に無理を押しつけ合うようになり、「焦りの渦巻の関係」へ陥りがちである。

たとえば、患者が「いま何話していた」と血相を変えると、家族は「何でもないことよ」と返す。すると患者は、「しらばっくれるな！」と激昂し、家族は「どうしたの？」「何よその態度！」と反応する。患者は「そういえば、五歳のとき、ぼくをのけものにして……」と考えはじめたり、家族は家族で「そういえば、あの子は昔から……」などと考える。こうして悪循環の渦に巻き込まれてゆくのだ。

このような患者と家族のズレは、回復過程にも大きな妨げになりやすい。患者の自然回復力がかなり芽生えている時点でも、家族はまだ余裕をなくした状態にあり、治療者には患者より家族のほうが無理解に見える。また、家族は急性期の悲劇ばかり強調するので、患者の静謐《せいひつ》な時期を見逃す治療者も少なくない。では、治療者は何を目安にして回復の兆しを見抜けばよいのだろうか。

急性状態が消褪すると、一時、患者は心気的な不安を抱き、「寂しい」「甘えたい」と訴える。また、薬物の副作用も現われるので、それが寛解のはじまるサインと見ることができる。この時期、家族は患者の変化を心配し、わずらわしいほど患者の容態を問い合わせるだろう。これは、患者が身体の言葉を使って対人的な関係へ心を開きはじめた証であり、父母もそれに対応しはじめたことを示している。

したがって、治療の成功のためには、家族と治療戦略について話し合い、家族面接を繰り返しておく必要がある。家族の自己弁護的態度をやわらげ、「体は大きくても、心は弱々しいのです」「甘えても〝いい年をして〟などと言わないで下さい」と話す。また、「もう一度子どもを育て直す気持ちでいてください」「お母さんとのよい体験を多くしているほど、これから先、くじけずにすむのです」と述べてもよい。

こうして、母親はかつての子育てとは別の母親性を、子どもは幼児期とは別の母親体験をすることになり、父母性の中に「子どもを癒す力」があることを自覚できれば、自己防衛や破壊性は緩和されるだろう。そして、家族の「相互破壊性」は退き、「相互支持性」がまさってくる。

統合失調症を治療する上でもう一つ重要なことは、治療者が自らの感情を自覚し、それを治療の指針にすることだ。

統合失調症の急性精神病状態に対面するとき、治療者の内面には、無力感、苦痛の過小評価と絶望と希望的観測の混合、「嵐が過ぎ去るのを待とう」という気持が起きる。これは、うつ病と対面した場合に感じるうんざりした感じや、強迫症と対面した場合に感じる苛々、攻撃心とは異なるため、統合失調症に違いない、という確信、診断につながっている。このとき治療者は、強い支持や激励は苦痛になるため、黙ってそばにいるほうがよい、と判断できるのだ。

統合失調症の治療プロセス

	症状	治療
急性期（発病過程）⇩	「あせり」の増大 不安、緊張 幻覚妄想、不合理な言動 世界と自己の対立	〈発病の論理〉で治療 シュヴィング的方法
臨界期 ⇩	「あせり」の減少 不安、孤独 悪夢 身体的不調	精神療法の開始
寛解期（回復過程）	「ゆとり」の増大 再建夢 言語活動の減少	〈寛解の論理〉で治療

やがて急性幻覚妄想状態が終わると、治療者は患者と一緒にいても焦慮（あせり）を感じなくなり、余裕（ゆとり）とくつろぎを覚えるようになる。それは患者にも余裕が生まれてきた証であり、寛解過程に入った可能性がある。治療目標は「心身の余裕の回復」を目安にすべきであり、「順調な治療の進行は「焦慮から余裕へ」という軸の上で動く度合いが強いほどよい」（『精神科治療の覚書』）のである。

一方、慢性妄想状態に傾きかければ、治療者もいたたまれない感じになり、索漠とした気持ちになるはずだ。患者の内面も、急性期が終わる頃から退屈が生じるが、退屈が増すほど慢性化への可能性は強くなる。退屈は解消されない緊張と欲求不満の上に生じ、気晴らしでは解消されない。しかし、よい精神療法は不安を解消し、退屈に対抗することができるはずである。

†治療の終結と社会復帰

さて、統合失調症の治療プロセスを、急性期から寛解期まで見てきたが、では治療の終着点はどこにあるのだろうか？　寛解期を経て完全な治癒に至った時点、と考えるなら、少しハードルが高いようにも思える。では、とにもかくにも仕事を開始し、社会生活ができるようになった時点だろうか？

この点については、中井久夫の「世に棲む患者」という論考が興味深い。

一般的に、統合失調症をはじめとする精神病の治療の終着点は、社会の多数派の生き方の軌道に戻すこと、すなわち多数者にならわせることだと考えられている。しかし何のために生きるかがはっきりしないまま、ただ型通りの社会適応のみを基準にして治療を終えるなら、患者の人生は周囲の眼を怖れる萎縮したものになるだろう。

必要なのは多数者に従うことではなく、少数者として生きる道なのではないか、そう中井は述べている。これはつまり、社会に完全に適応できる状態を目指すのではなく、完全には適応できなくても、それなりに安定した生活ができるようになる地点を目指す、ということだ。完治ではない、寛解患者の安定した生き方。中井久夫が考えている治療の着地点はこれである。

この場合、患者は多数者が享受するもの、一般の人々が得ているよろこびをある程度断念しなければならないが、愛や友情まで断念するわけではない。社会的な評価、一般的な承認という点では十分な満足が得られなくても、家族やごく親しい人たちに受け入れられ、一定の信頼関係が築ければ、それなりに満足のいく人間関係を保つことはできる。

また、統合失調症者は人に見られるのを好まないし、非公式の場が好みで、秘密にしておこうとする傾向がある。家族と治療者がこの傾向を尊重できれば、自宅に閉じこもるだけでなく、決まった曜日に散歩に出たり、趣味の集まりに参加することで、日常の中に一定の楽しみも見出せるはずだ。

結局のところ、統合失調症患者が社会復帰するには、職業をもつだけでなく、〝世に棲む〟根の生やし方こそ重要であり、それは安定したライフスタイルを作るということでもある。このためには、まず何をしても咎められない「一人部屋」が必要である。彼らは周囲の人間の視線がつらいので、隠れる場所、安心できる「基地」のようなものが必要なのだ。

また、就労を健康の証と考え、健康人は仕事をしても疲労、落胆、怠け心、失望をしないものだ、というような固定観念、超健康人幻想はとても危険である。これらの観念は患者を不毛な自己点検に追い込み、かえって悪化を招いてしまうだろう。「働かざるもの食うべからず」という働き文化のイデオロギーは、患者を就労へと焦らせ、休みなく強迫的に働くことを強いるため、早すぎる労働再開は長期的には再発、慢性化への途をひらくことになる。

確かに仕事には多くのメリットがある。生活が保障され、社会的にも認められるため、安全保障感や自尊心は増大し、身体的な快が得られる場合もあり、対人関係も豊かになる。そして獲得した金銭によって、自分の好きなものを買い、好きなことに使うという消費活動もできる。中井によれば、患者は選択することが苦手だが、貨幣消費は不安もなく、試行、中止、やり直しが大幅に可能であるため、精神健康にとてもよい。「小消費活動と絡み合う生産再開の基礎づくりがあってはじめて、患者は「世に棲む人」となり、したがって生産活動も安心して行うことができる」(「働く患者」『世に棲む患者』)。

このように、中井久夫は治療の着地点を、いかに社会の中で安定した生活を送れるか、という点に置いている。職を得て社会適応できる、というような外面的(客観的)な正常状態を目指すのではなく、あくまで患者の主観的なしあわせ、安心感を目指している。労働の再開を急いではいけないが、十分な休息、消費活動が確保できる労働環境であればよい効果も期待できる。それは、趣味の時間、一人でいられる場所の確保とともに、患者に一定の自由を約束するだろう。

結局のところ、中井久夫が目指しているのは「自由な生」なのかもしれない。

†発達論と思春期問題

さて、統合失調症の発病から寛解、社会復帰へのプロセスに沿って治療のポイントを述べてきたが、これはおもに大人の患者を念頭に置いたものであった。しかし、人間の心が発達するものである以上、発達途上にある子どもの精神疾患は、大人の場合とは異なり、それに応じた治療のやり方がある。

「思春期における精神病および類似状態」という論考において、中井はある思春期の患者の例を挙げている。その患者は中学一年の頃に外界が生気を失ったように感じられ、現実感がなくなったという。いわば離人症のような状態になったわけだが、人に言っても仕方がないと考え、黙って学校に通っていた。やがて中学三年生になると、家族に理由のわからない暴力をふるうようになり、高校三年生では、被害妄想を言葉で話すようになった。

中井によれば、この一連の流れからは一種の成長が読みとれる。被害妄想が成立するには、言葉で表現する能力が成熟していなければならないし、未曾有の事態をなんとか言葉で表現しようとする能力が生じてくるのは、思春期の後半であるからだ。

このことから、中学三年時における暴力の理由がわかる。この時期には、まだ妄想を語るほどの言葉が成熟しておらず、感情の表現は言葉ではなく、身体で表さざるを得なかったのだろう。被害を受けたと感じた瞬間、即座に相手をぶんなぐるため、妄想は成立する暇がなかったとも言える。離人症の症状を人に語らなかったのも、言葉による思考という迂回路が成立していなかった可能性が高い。

小学生であれば、身体の不調から子どもの心理的な危機を知ることもできる。この時期の子どもたちの悩みは身体に現われやすく、心理的な問題は身体の不調となりやすい。ところが中学生ぐらいになると、悩みが身体の不調としては現われなくなり、言葉の表現もまだ借りものが多くて乏しいため、心理的な危機を知ることが難しくなる。思春期の前半は、心身の表現に乏しいために、周囲の人間は問題を把握しにくいのである。

言葉で表現できれば、問題は半分解決したようなものなのだが、思春期はまだまだ言葉が未熟な時期であり、高校生、大学生になるにしたがって、次第に自分を言葉で表現できるようになる。この患者の場合は、言葉で表現する力がついてきたために、妄想を語ることが可能になったのである。

以上のように、思春期は学童期のように身体言語を語らず、思春期以後のように言語を巧みに用いないため、心理的問題が把握しにくいという難点がある。また、思春期の患者は適切な治療的距離をとりにくく、治療の焦点も絞りにくい。さらに言えば、思春期患者は治療者の中に眠っている思春期的な幻想を暴き出す力があるため、治療者は自分の心が揺さぶられていないか、十分に留意する必要もある。

だからといって、思春期の治療が大人の治療よりも困難というわけではない。思春期は生命的に伸びていく時期でもあるため、むしろ回復する可能性は大人よりも大きい。確かに思春期患者の治療には大人以上に注意が必要で、治療においてルール違反しなければなかなか前へ進めないだろう。しかし、ここで述べてきたような注意を怠らなければ、十分に治療で回復できるのである。

4　治療の背景にある人間像

†治療者の主観性と対人関係

統合失調症の治療過程に沿って、中井久夫の精神病の捉え方および治療方法を見てきたが、その理論を簡単にふり返りつつ、そこに共通する治療の基本的な構え、考え方について検討してみよう。

まず、「急性期」には妄想幻覚も強くなり、構成的方法などは不可能なので、病者の傍にそっと寄り添うシュヴィング的方法に頼るしかない、と中井は述べていた。治療者は自己と世界の対立を緩和する第三者として、まさに母親的存在のように不安を鎮める、というわけだが、ここには「治療関係そのものが治癒の行方を左右する」という考えが根底にある。

治療が順調に進めば、やがて回復過程（寛解期）に至る転換の時期＝「臨界期」が訪れる。臨界期の特徴は、身体反応の増大だが、この時期は精神療法、とくに絵画療法の好機だということであった。臨界期は言語活動が低下し、周囲から心配されるが、当人には余裕（ゆとり）が生まれているため、描画も中心主題が明確になりやすい。しかも風景構成法のような「枠づけ法」は、絵を描く場所に枠が描いてあることで、守られているような安心感があり、当人も気づかなかった本音が示される。

また、絵画療法の生み出す第三の対象（作品）は、治療者と患者の二人関係に伴う危険性を防ぐ力がある。中井によれば、二人関係には特有の不安定さがあるのだが、作品は二人のどちらにも属さないので、二人関係の危険を和らげる。このあたりの二人関係の危険性については、バリントの周到な理論を思い出す。

バリントは中井久夫の翻訳による『治療論からみた退行』において、治療の中で生じる原始的対象関係（早期の母子関係）への退行が、危険であると同時に有効性を持つことを周到に論じている。それによれば、二人関係は危険性を有するが、しかし同時に、こうした関係性における充足は治療に不可欠なものだという。なぜなら、この関係性の充足こそ、患者が幼少期において得られなかった、あるいは歪んだ形でしか受け取ることができなかった、親密な他者（母親）による愛情の充足と同質のものであるからだ。バリントはこれを「一次愛」と呼んだが、わかりやすく言えば、土居健郎の指摘した「甘え」である。

バリントと土居がお互いの理論を高く評価し合っていたのは有名な事実だ。中井久夫もバリントを高く評価しつつ、幼児期における愛の充足、治療的支えの必要性を認めている。治療者が安心できる存在として寄り添うこと、それは絵画療法においても、描かれた「枠」以上に、安心して自分を出せる場所を作りだす。二人関係の親密性、信頼性をベースとしながらも、くっつきすぎれば危険性もともなうため、適度に距離を置くことが必要になる。この距離感の調整は治療者の微妙な感受性に委ねられているのだが、絵画療法の作品は、この距離の調節のためにも有効なのである。

いずれにせよ、統合失調症患者にとって、対人関係における安心感、基本的信頼が不可欠であることは、中井久夫が再三強調していることだ。治療者は変わらない態度を維持し、患者の「気持ちを汲む」（共感する）ことが必要であり、もしそうした関係性に綻びが生じれば、治療者は治療関係を見失ってしまい、患者は心を閉ざしてしまうだろう。すると入院が長引き、次第に「心の生ぶ毛」はすり減り、慢性化することになりかねない。

では、治療の「導きの糸」を手離さず、治療関係を見失わないためにはどうすればよいのか？

中井久夫の症例分析から伝わって来るのは、治療者である中井自身の、率直な印象や感想、感情の動きであり、この心の動きに対する強い信頼である。そこに私たちは、彼の臨床家としての誠実さや経験知の深さを感じとることができる。だがそれは、中井久夫が天才的な直観で治療している、ということではない。彼が自分自身の内面をまっすぐに見つめ、絶えずその心の動きに留意し続けている、そして自分の感情を敏感に察知し続けている、ということなのだ。

すでに述べたように、自己への気づき＝「自己了解」が治療者に生じていることは、心理的治療においてきわめて重要な意味を持っている。自己了解ができていれば、治療者は自然で矛盾のない態度になりやすく、患者の信頼感は強くなる。それは基本的な信頼関係をもたらす態度であり、治療の「導きの糸」を見失わないためにも必要なものなのだ。

それだけではなく、治療者の自己了解は、患者の気持ちに気づく上でも重要な役割を果たしている。

相手の感情に対して自分自身の感情が直接反応し、同じような感情が巻き起こることを、私たちは日常的な対人関係の中で経験しているはずだ。このとき相手の感情に対して、ただ感情的に反応するのではなく、その感情に気づき（自己了解）、冷静に見据えることができてこそ、相手に対する適切な対応につながっている。少なくとも、心の治療者はこれができなければならないし、患者との距離の調節も、基本的にはこうした治療者自身の心の動きに基づいている。

中井はそう考えているのだろう。

ちなみに、「精神科医の主要観察用具はその「自己」である」(『精神医学的面接』)と主張したのはサリヴァンだが、彼はまた、「面接者は〝自分自身〟の内部に起こる不安のわずかな動きにも敏感なアンテナ感覚をはたらかせて、次にくる過程が何かを予見する力を練習しなさい」(同右)とも述べている。サリヴァンの「関与しながらの観察」も、単に関わりながら観察するということではなく、患者と関わることで反応する自らの意識に注意し、そうした自己の心の動きを介して患者を理解する、という意味が含まれている。中井久夫がサリヴァンの治療論を賞賛するのは、まさにこの点であるに違いない。

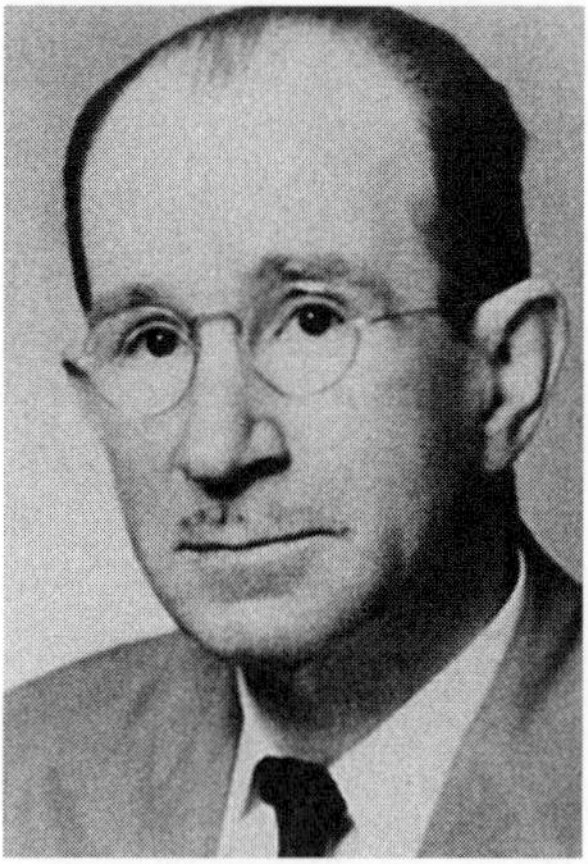

ハリー・スタック・サリヴァン
(写真：GRANGER.COM/アフロ)

治療者が自らの主観性を重視することは、主観を排した客観主義的な自然科学の態度とは異なり、治療者と患者の関係性そのものが治療の最大の要因である、ということを意味している。「精神医学は対人関係論である」というサリヴァンの言葉こそが、中井久夫の治療者としてのスタンスを示しているのである。

†中井久夫の人間論

繰り返し述べてきたように、優れた心理治療論には、必ず優れた人間論がともなっているものだ。どんなに臨床経験が豊富であっても、深い人間理解がなければ、場当たり的な対応、あるいはパターン化した対応にならざるを得ない。臨床の経験知というものは、単に同じようなパターンから反応を予測できるというのではなく、人間理解の深まりがあるからこそ、適切な判断を生み出せるのではないだろうか。

中井久夫の言説の背景にも、深い人間理解、人間存在の本質的な把握がある。だからこそ、患者のみならず、彼の著書を読む多くの人々の琴線に触れ、心を動かすことになるのだろう。

多様な人間の根底に、誰にでも共通する人間の一般的なあり方（一般存在様式）を見出すこと、そこに人間存在に対する本質的な理解が生まれてくる。精神病の患者も例外ではない。精神病者を一般の人間のあり方と異なる存在と見なしてしまえば、彼らに共感し、ともにわかりあうことはできない。

中井久夫は『分裂病と人類』において、次のような説を展開している。

狩猟採集時代には、兆候的なものに敏感であることが、生きる上で優位であった。つまり、統合失調症になりやすい人々に特徴的な兆候的なものに対する敏感さは、かつてのライフスタイルに合致しており、決して特殊なあり方ではなかった。人間が危険を避けて生きていく上で、それはごく自然なものであった。ところが農耕社会の到来とともに、事態は一変する。農耕民は同じ作業を繰り返し行ない、同じような手順で作物を育てる。また、豊饒を祈って浄めの儀式を反復して行なう。未知な事態に警戒し、臨機応変に行動するよりも、過去の経験を繰り返すことで安定した生活を維持しようとするのである。

　こうして人間は、自然と対立する存在となり、自然と調和していたはずの統合失調症的な人々は、社会の少数者になってしまった。過去の経験に固執し、同じことを強迫的に繰り返す生き方は、どちらかと言えば、うつ病や強迫神経症の心性に近い。農耕社会の延長上にある現代社会もまた、同じことを繰り返すことが求められており、統合失調症に親和的な心性を持つ人々にとって、生き難い構造を持っている。

　統合失調症者の社会復帰における最大の困難は、この強迫性であり、特に仕事において、同じことを強制されることにほかならない。ただ、兆候的なものに敏感になることも、強迫的に同じ行為を繰り返すことも、不安の指し示す危険な状況を回避しようとする行為、心の動きである点では共通している。ここに「不安への防衛」という、あらゆる人間に共通する存在様式が浮かび上がってくる。

　中井久夫が症状を「不安への防衛」と見ていることは明らかだ。中井が一目置くサリヴァンも、精神病理を「不安への防衛」から考えているので、おそらくその影響もあるのだろう。たとえば妄想も不安を意味づけることで精神を守る働きを持っている。そのため、妄想だからといって不用意に除去してはならない、と中井は繰り返し述べている。症状は不安から自己を守るために必要なものであり、時期がくれば（不要になれば）かさぶたのように自然に剝がれ落ちる、というわけだ。

症状の背後に人間のあり方の本質を見ようとせず、症状のみを異物のように除去するだけでは、問題の核心に迫ることはできない。精神疾患がなぜ歪んだ言動を生み出すのか、その行為はどのような不安を回避しようとしているのか、治療者はそこに眼を向けるべきなのだ。「不安への防衛」は統合失調症者に特有なものではない。私たちの誰もが不安を抱き、不安の指し示す危険な状態を避けようとする。それは人間の一般的なあり方であり、なんら特殊なことではない。ただ、その避けようとするやり方が、妄想であったり、強迫行為であったりと、歪んだ形式になる場合があるだけではないだろうか。一見、奇異に見える精神疾患の患者の言動も、「不安への防衛」として見れば納得できることが少なくない。私たちの誰もが不安を抱え、不安を避けようとして生きている以上、それは十分に了解可能なことなのである。

†人間存在と心理臨床

無論、人間は不安を避けるためだけに生きているわけではない。私たちは様々な欲望を抱き、その喜びを求めて生きている。ただ、精神疾患になると、「不安の回避」だけが精一杯で、「欲望の充足」に向けた行動が難しくなるのだろう。

では、症状という「歪んだ不安への防衛」がなくなったとき、精神疾患の患者も「欲望の充足」に向かう新たな一歩を踏み出しつつある、とは言えまいか。もしそうなら、症状がおさまってきた段階で、患者がこれからどうしたいのか、という「欲望の充足」に焦点を当て、その目的を見据えて治療する必要があるのではないだろうか。

もしそうだとすれば、中井久夫が寛解期における目的論の必要性を主張していることも頷ける。彼の言う寛解病理の観点は目的論であり、患者の人生を広い視野で鳥瞰し、これから社会の中でいかにして生きていくのかを見据えている。社会と折り合いをつけ、「世に棲む」ためのライフスタイル全体を考えている。このとき、患者の求める生き方を仕事中心の社会復帰として考えたり、社会に適応した正常な人間、という型にはまった人間像を目指すべきではない。もし精神科医や家族がそうした生き方や人間像を目指し、就労による社会適応を第一目標に置いてしまえば、必ず無理が生じてくる。

必要なのは、社会にうまく適応できない人たちも含め、多様な人間のあり方に眼を向け、そこに共通する人間の存在本質を理解することだ。

不安のない人間が正常で、不安のある人間が病気、というわけではなく、どんな人間も不安を抱え、不安を避けて生きている。精神疾患では過剰な不安があったり、場違いな「不安の回避」が見られるものの、不安を避けようとする心理、行動という点では変わらない。それと同じように、誰もがよろこびを求め、何らかの欲望を満たそうとして生きている。

不安回避で精一杯の精神疾患であっても、症状が緩和したり、不安が弱まれば、抑えていた欲望に気づいたり、何らかの欲望がめばえてくる。欲望の種類は様々だが、一定の共通性は存在する。たとえば、誰もが愛を欲しているし、人間関係のよろこびや社会的な承認を求めている。そして愛や承認をとおして、自分が価値のある存在であることを確認したいと感じている。さらには、自分の行為は自分で選択し、自由に生きることを求めている。

こうした欲望は、誰もが多かれ少なかれ持っているもので、それは精神疾患の患者であろうと変わらないはずだ。いや、むしろ愛や承認への欲望が強いからこそ、それを失ってしまう不安に押し潰され、その不安を避けるためだけに生きるようになったのかもしれない。そして自己の欲望を見失い、自由を失くしてしまったのではないだろうか。

そう考えると、中井久夫が回復過程の治療や「世に棲む」ための条件として提示したものが、一体何を意味しているのか理解できる。

たとえば「心の生ぶ毛」という繊細さ、兆候を読み取る敏感さは、相手の言動に対する配慮を生む。それは相手にとって、適切な対人反応、人間的魅力として感じられるだろう。その結果、愛と承認が得られ、自己価値の確信、自己肯定感をもたらすことになる。だからこそ、「心の生ぶ毛」が擦り切れることのないよう、治療を進めなければならないのだ。

また、患者が社会の中で生きるために必要な条件として、秘密を持つこと、一人でいられる場所、趣味や休みの時間を確保できること、消費活動ができることなどを中井は挙げているが、それは自由に考え、自由に過ごす上で、とても役に立つからだ。

誰もが愛と自由と承認を欲し、自己価値を確信したいと願っている。それは心を病んだ人であろうと、一般の人々であろうと変わらない。ただ、心を病んだ人たちは、強い不安を避けることだけに精一杯で、こうした欲望を満たすどころか、意識するだけの余裕もなくなっている。あるいは、欲望を抱くこと自体が強い不安を呼び起こし、歪んだ不安の防衛を生み出している。たとえ過剰な不安が緩和し、歪んだ不安の防衛が修正できたとしても、すぐに他の人たちと同じように就職し、ばりばり働くことで社会的承認を得る、というわけにはいかない。彼らは彼らなりのペースで、家族やごく少数の人たちの愛と承認によって、自由と承認、自己価値を確保しなければならないのだ。そしてそのためにも、「心の生ぶ毛」が擦り切れないように留意しなければならない。

繰り返すが、中井久夫の臨床の背景には、こうした人間存在の本質に対する鋭い眼差しがある。回復過程（寛解期）において必要だと主張した条件も、本質的な人間論、深い人間洞察が根拠となっている。誰もが共通了解できるような人間存在の本質に触れているからこそ、中井久夫の言葉は多くの人々の胸を打ち、共感が得られるのである。

参考文献

中井久夫『統合失調症2』みすず書房、二〇一〇年
中井久夫『中井久夫著作集《精神医学の経験》2　治療』岩崎学術出版社、一九八五年
中井久夫『精神科治療の覚書』日本評論社、一九八二年
中井久夫『世に棲む患者』筑摩書房（ちくま学芸文庫）、二〇一一年
中井久夫『新版　分裂病と人類』東京大学出版会、二〇一三年
中井久夫『「伝える」ことと「伝わる」こと』筑摩書房（ちくま学芸文庫）、二〇一二年
中井久夫『「思春期を考える」ことについて』筑摩書房（ちくま学芸文庫）、二〇一一年
中井久夫『治療文化論――精神医学的再構築の試み』岩波書店（岩波現代文庫）、二〇〇一年
中井久夫『最終講義――分裂病私見』みすず書房、一九九八年
ハリー・スタック・サリヴァン『現代精神医学の概念』（中井久夫・山口隆訳）みすず書房、一九七六年
ハリー・スタック・サリヴァン『精神医学的面接』（中井久夫他訳）みすず書房、一九八六年
マイケル・バリント『新装版　治療論からみた退行――基底欠損の精神分析』（中井久夫訳）金剛出版、二〇一七年

終　章

文化を超えた心の治療へ

1　治療論と人間論の共通性

†心の治療と人間理解

本書でとりあげた心の治療者たちは、日本における精神医療、心理臨床に大きな影響を与えてきた人物だ。彼らは多くの精神科医や心理学者、セラピストから尊敬されており、優れた著作も多いため、一般の人々にも広く知られている。欧米の理論を紹介するだけでなく、自らの臨床経験をベースに独自の治療論を築き上げた、まさに日本の心理的治療の世界を切り開いてきたパイオニアと言えるだろう。

序章でも述べたとおり、彼らの治療の根底には、人間とはどのような存在なのか、といった深い問いかけがある。それは、精神疾患の患者を特別な存在と見なすのではなく、健康とされる一般の人々とも共通するような、一般的な人間のあり方、存在の本質を見つめる眼差しだ。

私たちが彼らの著作に心を動かされ、強い説得力を感じたり、共感できる部分が多いとすれば、それは彼らの人間論、人間理解が優れていることと無関係ではない。治療における考え方や態度、言葉かけ、技法の選択の一つ一つが、彼らの人間理解を反映しているのであり、それは一般の人々の経験やあり方にも共通するところが少なくない。そうでなければ、臨床経験や精神疾患の経験がない人間の心までも動かし、納得させることはできないだろう。私たちは彼らの言葉の中に、臨床の経験知を超えた深い人間洞察を感じとっているのである。

人間のあり方は、焦点の当て方や関心となる病理、対象によって、一見、異なった様相を呈するため、統一的な人間理解などあり得ないようにも見える。事実、欲望や不安の対象、生き方は、人によって様々であり、まったく同じ人間はいないだろう。そのため、人間科学の領域では多様な人間像が許容されがちで、対応の仕方もそれに応じて異なっていることが多い。

典型的なのが心理療法の世界だ。今日、主要なものだけで何十種類とある心理療法は、当初、科学的な実証性が積み上げられることで、統合されるのではないかと期待されていた。しかし、統合されるどころか、むしろ分裂を繰り返し、多様な学派、技法がひしめきあう状況となっている。その背景には多様な人間観があり、人間理解の違いが理論的な統合を妨げている。

しかし、個々の人間のありようがどんなに異なるように見えても、同じ人間である以上、根底にある欲望や不安には共通性があるはずだ。

たとえば、プライドが高く、高飛車な人も、正義のために闘っている人も、自己の存在価値（自己価値）を貶めたくないという欲望を持っている。必要以上に働き続ける人も、奇妙な行為を強迫的に繰り返している人も、不安に駆られて行動している点では変わらない。行動の現われ方や態度に違いがあっても、不安を避け、よろこびを求めている点では共通する。また、欲望を求める形は人によって様々だとしても、根底においては誰もが自己価値とその承認を求めているし、自尊心を損なう不安を抱いている。

人間は「不安の回避」と「欲望の充足」を目的として行動し、とりわけ自己価値の承認に関わる欲望と不安は、その人のあり方を大きく規定している。人間は自己価値の承認を求めると同時に、自由を求めて生きている存在であり、心を病む人々の多くは、自己価値の不安に振り回され、自由を感じられなくなっている。

このように、人間の根源的な欲望や不安、それにともなう行動には、一定の共通性を見出すことができる。無論、本書で述べてきた精神科医、心理臨床家たちの人間論は、必ずしも完全に一致するわけではない。しかし、彼らの治療論の背景にある人間像は、人間の存在本質の一面を様々な角度から言い当てている。そしてその人間理解こそが、彼らの治療論の独自性を形成しているのである。

最後にもう一度、それぞれの人間論を比較しながら、そこから見出される心の治療の可能性について考えてみることにしよう。

†人間の欲望と不安

まず森田正馬の人間論をふり返ってみると、「生の欲望」と「死の恐怖」が人間のあり方を大きく規定している、という考え方を基礎に据えている。確かにそのとおりで、誰でもよりよく生きたいと思っているし、病気や事故を怖れ、死にたくないと願っている。だから、「死の不安」につながる病気や怪我のリスクを避け、より充実した生の欲望を満たす行動を取ることは、人間の基本的な存在様式と言ってよい。

人は「生の欲望」と「死の恐怖」があるからこそ、病気その他の身体の状態が気になり、過度の自己観察に陥ってしまうのであり、自分のことばかりが気になり、自分の行為まで過剰に意識するようになる。また、不安や恐怖などの不快な気分にこだわり、その気分を認めようとしないために「思想の矛盾」に陥り、悪循環を招いてしまうのだ。

このような森田の理論は、多くの人が自らの経験をふり返ってみれば身におぼえがあるものであり、それゆえ大変説得力がある。それは精神疾患の患者にかぎらず、誰もが経験し得る日常的な心のありようだからこそ納得できるのだ。森田療法が効果的なのは、このような人間理解に基づいているからだろう。

ただし、人間は「生の欲望」と「死の恐怖」ばかりでなく、人間関係に関わる欲望と不安を抱えている存在でもある。自分の存在価値（自己価値）への承認を求め、他人から批判されることを怖れている。神経症もこのような問題と深く関わっており、対人関係が重要な意味を持っている。しかし、この点について森田正馬はあまり触れておらず、神経症の原因をヒポコンドリー性基調と性格傾向に還元しており、関係性の視点が欠けているのである。

人に愛され、認められたい、価値ある存在でありたい、という他者との関係に関わる欲望や不安は、人間のあり方を大きく左右する。自己価値への承認欲望があるため、人は自分がどう見られているのか、ちゃんと愛され、評価されているのかどうか、気にせずにはいられない。だからこそ、自己を絶えずチェックし、過度の自己観察にも陥りやすいのであり、「思想の矛盾」が生じるのも、観察された自己が承認されるべき自己の理想像に合わないためなのだ。

土居健郎の「甘え理論」は、こうした対人関係における愛と承認の問題を、特に幼児期の「甘え」に焦点を当てて解明した人間論である。

誰もが幼少期、母親を中心とする親密な大人に甘えたいと感じ、この欲望を満たそうとする。この「甘え」は母親に受け止められ、無条件に満たされることで、私たちは愛と承認を知ることができる。しかし、幼少期に「甘え」を経験していないと、自己愛の強い「屈折した甘え」（ナルチシズム）に陥り、精神的葛藤の原因になる。したがって、精神疾患の根底には甘えたい欲望がある、というわけだ。

このように、「甘え」への欲望と不安は、人間の行動を大きく規定している。「病気ではないか」という不安も「死の恐怖」のように見えるが、「甘え」に関する不安が些細な身体的反応と結びついている、と考えることもできる。愛と承認に不安を感じるとき、自意識が強くなり、過度の自己観察をしてしまう。このため、自分の状態、自分の行為を過剰に気にするようになり、甘えへの不安だけでなく、病気への不安が生まれるのかもしれない。

中井久夫もまた、家族の支持や甘えの受容が必要だと述べており、愛と承認、自己価値など、他者との関係に関わる欲望や不安を重視している。それを象徴する言葉が「心の生ぶ毛」である。「心の生ぶ毛」が擦り切れないような治療が望ましい、と中井は繰り返し主張しているが、それは患者が自己価値への欲望を失わないためだろう。繊細さ、相手の感情を敏感に察知する感覚は、自己の存在価値を維持したいという欲望を端的に示している。もしこの感覚を失えば、他人の視線も気にせず、他人に対する配慮がなくなり、他者との関係に関わる愛と承認のよろこびも手放すことになるのである。

人は誰でも愛を求め、自己価値の承認を欲している。だからこそ、これらを失ってしまう不安が生まれるのであり、この不安を避けようとするあまり、強迫的な行為、奇異な言動に駆られたり、身体の不調を訴える。これが心の病の「症状」と呼ばれる現象であり、それは一種の防衛反応と言える。中井久夫は心の病の症状を、「不安への防衛」として捉えているのである。

症状が「不安への防衛」であることを最初に喝破したのはフロイトだが、中井の敬愛するサリヴァンもまた、この観点から治療を考えていた。精神分析家である土居健郎も、当然、この点では同じだろう。また、木村敏は「症状の除去」ばかりに目を向けている現代精神医学を批判し、「患者さんは症状を出すことで一種の自己治癒のようなことをしているところがあります」（『臨床哲学の知』）と述べている。つまり木村敏もまた、症状を防衛反応と見ているのである。

精神疾患にかぎらず、人は誰もが不安を回避しようとするものだが、同時に欲望を満たそうとする。欲望があるからこそ、それを入手できない不安もある。「不安への防衛」と「欲望の充足」は人間の行動を規定する二大原理なのだ。しかし、精神疾患においては、何らかの原因で不安が強くなりすぎ、歪んだ「不安への防衛」に執着するあまり、自分が求めているものが見えなくなる。不安を避けることだけが全ての行動の目的となり、「欲望の充足」へ行動を向ける余裕がなくなってしまう。その結果、自由に生きている実感も失われてしまうのだ。

しかし、不安や恐怖が消失すれば「純な欲望」が生じる、と森田が述べたように、不安の緩和は心を欲望の充足へと向かわせる。統合失調症の寛解期においても、不安が緩和し、歪んだ「不安への防衛」が解消しはじめるため、欲望がめばえ、「欲望の充足」へと心は動きはじめる。このため寛解期では、患者がこれからどうしたいのか、社会の中でどのように生きたいのか、そうした患者の欲望に応じて目的を見定めてゆく必要がある。だからこそ、中井久夫が指摘しているように、寛解病理の観点は目的論なのである。

ただし統合失調症者の場合、他の人と同じように働いて社会的承認を得るのは苦しいため、自分のペースで働き、適度な趣味を持つことで自由を維持し、家族の愛と承認、自己価値を確保したほうがよい。秘密を持つこと、一人でいられる場所、趣味や休みの時間を確保できること、消費活動ができることなども、自分の欲望を満たし、自由に生きている実感を得る上でとても役に立つだろう。

こう考えてくると、人間は愛と承認を求めると同時に、自由を求める存在だと言える。中井久夫は、治療とは「あせり」が「ゆとり」へ変化していくプロセスだと言ったが、「ゆとり」とは心の自由の実感であり、「あせり」は愛と承認への執着がもたらす自由の喪失なのだ。したがって、単なる症状の解消だけではなく、愛と承認、自由を得られるような環境を考えなければならない。

中井久夫が寛解期を重視し、「世に棲む」あり方にこだわったのは、まさにこのためであろう。

†〈自己了解〉は生じているか?

さて、森田正馬によれば、恐怖や苦悶を否定せずに感じつくせば、本来的な欲望である「純な欲望」が自然に出てくるはずだが、その理由は述べられていない。おそらくそれは、「自己了解」（自己の感情への気づき）が生じるからだろう。恐怖や不安が緩和されれば、抑制されていた欲望も頭をもたげ、そうした感情の動きにも気づきやすくなる。

自己への気づきが重要であれば、自己観察が必要になるはずなので、自己観察を禁じた森田療法と矛盾するではないか、と思うかもしれない。しかし、自己観察が邪魔なときと必要なときがあるだけで、それを区別できれば何の問題もないはずだ。

たとえば、何か行動しようとしたり、作業しようとしているとき、その行為や作業をしている「自己」を過剰に気にしていては、作業に没頭できず、精神交互作用によって失敗する。だが、そうした行動や作業を終えた後なら、その経験を冷静に内省し、自己の内面に問いかけることは十分に役に立つ。それに、不安や恐怖といった感情を否定せず、感じるままにすることは、結局、そうした感情を持った人間として自分を理解することになる。森田はこうした自己認識を「自覚」と呼んでいるが、それは結局、自己了解ということと同じなのである。

土居健郎もこう述べている。精神療法の目的は自己発見、自己洞察であり、治療者の解釈によって、患者は自分の行為の意味を理解し、「私は何を欲するのか」が見えてくる、と。要するに、自己への気づき＝自己了解こそが治療の目的であり、それは治療者との感情の交流を介して生じるというのだ。

したがって土居の考えでは、無意識への気づきを重視する精神分析こそ、自己了解を生み、自己の発見をもたらす精神療法であり、催眠や暗示など、自己発見のない治療には限界がある。自己観察を問題視し、「私」を意識しないようにする森田療法も、自己洞察のない治療として批判されている。(ただし、いま見てきたように、森田正馬は行為の最中における自己注視はダメだと言ったが、自己の感情の洞察、自己了解そのものを否定しているわけではない)

河合隼雄の場合は「物語」という言葉を使っているが、これも自己了解の問題につながっている。

カウンセリングにおけるクライエントは、ある程度の主体性や同一性は持ち合わせているが、もうひとつうまく適応できない、という人たちであり、彼らに必要なのは心の内面における現実を知ること、自分の感じている気持ちを知ることだ、と河合は述べている。これは「自己了解」が生じること、と言い換えることができる。

また、心理療法とはクライエントが自己の「物語」を紡ぐ作業であり、しかも物語を形成する主体は無意識である、とも述べている。クライエントが頭で物語を構成するというより、クライエントや治療者の感情、意図せざる心の動きこそ、物語を構成する軸になる、というわけだが、この考えは、物語の構成が自己了解に基づくことを示している。自己了解においては、クライエントは自分で意識的に自己を理解したのではなく、別のものに気づかされたと感じやすいし、治療者も自分が解釈したのではない場合、クライエントは自分の力で「本当の自分」

に気づいたのだ、と思いやすい。そこに、自己治癒の力が想定されるのであろう。

ちなみに、「自己治癒」という考え方は木村敏にもあり、症状を無理に除去するのではなく、自然になくなるのが望ましいと主張している。中井久夫も、回復過程には「自然治癒力」が働いている、と再三述べている。要するに、木村敏も中井久夫も河合隼雄と同様、自然治癒の力を認めているのだが、それは自己了解という現象によって確信された考え方のように私には思えるのだ。

河合隼雄が想定する「無意識の働き」にも同じことが言える。「無意識」という概念の本質は「自己了解」であり、私たちは「知らなかった自己(本当の自分)に気づかされた」と感じるとき、そこに「無意識」を想定することがある。無意識の存在を予感するとき、そこには自己了解が生じている、と言ってもよい。そして自己了解をとおして自分の欲望や不安、思考に気づかされる度に、私たちは自己の「物語」を再構成することになる。それによって、自分がどういう人間なのか、どのように生きるべきなのかが見えてくるのだ。

こうした自己了解の重要性は、中井久夫も十分認識していると言ってよい。治療者は患者に自分の〝感じ〟に留意するよう言っておくべきだ、と述べているからだ。患者は自己の内面に生じる〝感じ〟を自覚できないため、感情に注意を向け、気づけるよう促すことが必要になる。これは患者に「自己了解」を促すということと同じである。

自己了解は、人間が自由に生きていく上で不可欠なものだ。自己了解できなければ、私たちは自分の欲望や不安に気づくことができず、自分がどうしたいのか、どうすべきなのか、その指針を失ってしまうだろう。それは、自分のしたいことを自覚し、自分で納得した上で行動する、という自由な生き方の根幹を支えるものだ。

中井久夫は寛解期の治療目標として、患者にとって無理のない（余裕のある）生活を目指しているが、それは結局、自由を感じられる生活であり、だとすれば、当然、自己了解を重視せざるを得ないのである。

†治療者の内面性

森田正馬の理論は、森田が自分自身の内面における心の動きに注意を向け、その経験を内省した上で取り出した考え方であることは間違いない。それは、病気がちで絶えず自らの身体を気にし、心気症的であったことからも容易に推察できる。思想の矛盾、精神交互作用、過度の自己観察など、どれもこうした精神性においてこそ顕著になりやすい。

このことは、一見、研究者の主観を排する自然科学的な見方とは相反するように見えるかもしれないが、人間の内面を対象とする人間科学においては、研究者自身が自らの主観に尋ねることも必要であり、大きな洞察をもたらし得る。それでこそ、同じような経験を持つ私たちが理解できるのだ。

ただ、森田正馬の場合、こうした自己の主観性から気づいたことを、心理臨床の場で直接利用しようとはしなかったが、心の治療者が自己の内面における感情の動きを、患者への理解や治療に直接使う、という方法もある。土居健郎などは、日本でこの方法を早くから実践していた一人である。

土居によれば、患者の無意識は治療者の感情の中に現われるのであり、治療者は自分自身の感情に注意し、これを内省することで、患者の無意識を知ることができる。たとえば、自由連想が急に止まり、話題が突然変われば、これは治療に対する患者の抵抗の現われだと考えられる。このとき治療者は、不意を襲われた、救いがたい、と感じられるのだが、これは患者の無力感、絶望感の反映なのである。

治療者の解釈も、患者の言動から感じたことに対する洞察に基づいている。治療者は患者と感情体験を共有し、様々なことを感じとるのだが、このとき十分に感じられれば洞察が生じ、患者の心理に対する理解は深まる。こうして、治療者が共感をもって対応すれば、患者は理解されたと感じ、治療者と患者は共通了解に達するとともに、抵抗は克服され、患者に真の洞察が生まれてくる。

また、精神疾患の原因は「屈折した甘え」にあるため、治療者は自分の「甘え」体験に基づいて、患者の「屈折した甘え」を感知し、それを言葉にしなければならない、と土居は言う。患者に同一化することで、自らの内面に立ち上がる「甘え」の感情を自覚し、それを患者の感情として共感的に捉え直すのだ。この場合、患者は自分の「屈折した甘え」を知的に理解するのではなく、正常な甘えを体験的に理解しなければならない。つまり、治療者に対する甘えが生じることが必要なのだ。すると、患者は自分の甘えを自覚すると同時に、甘えが受け入れられたと感じ、自己愛の状態から脱け出すことができる。

河合隼雄もまた、治療者は自分の主観に眼を向けることが必要だと考えていた。事実、治療者は自分の心の動きに注意し、そこからクライエントの感情を理解し、臨機応変に行動しなければならない、と述べている。

カウンセリングの過程で不安が高まり、抵抗、防衛反応が生じた場合、治療者（カウンセラー）はクライエント（患者）の葛藤を理解し、自分の心の動きをバロメーターにして、危険を感じればクライエントの防衛を尊重し、大丈夫なら防衛を弱めて深い話をすればよい。治療者はクライエントの感情に対して無意識のうちに反応しているものであり、その際、自分の心の動きに注意を向ければ、クライエントの感情に気づき、共感することができる。このとき治療者は同一化に近い状態であり、相手の身になって感じているのだ。

相手の身になって感じる、と言っても、治療者はクライエントと同じ経験をするわけではないので、完全な理解は不可能である。しかし、それに類似した体験があればある程度は理解できるし、共感もできるはずだ。河合はそう述べている。そして、この共感をクライエントも感じ取り、相互の信頼、共通了解が深まるのである。

この共感についての説明は大変説得力があり、なぜクライエントの感情に対して治療者が無意識のうちに反応し、共感してしまうのかがよくわかる。しかしその一方で、河合隼雄は共感の原理を「無意識の働き」そのものに求めている面もある。

河合によれば、治療者は自らの深層意識を働かせて、クライエントの深層意識を直接的に感じ取ることによって、クライエントの個性の伸長、自己実現（個性化）を促すべきだ、と主張しているからだ。クライエントの無意識に対決（葛藤）が生じると、治療者の無意識にも対決が生じる場合があり、この無意識レベルにおける対決の同型性が深い共感を生み出す、というわけである。

確かに、治療者が自分の葛藤に気づくことができれば、それがクライエントの葛藤に対する気づきにつながる可能性は高いだろう。治療者が自分のコンプレックスを克服している場合も、同じコンプレックスを抱えるクライエントを共感的に理解できる可能性は高くなる。しかし、それは河合自身も述べているように、治療者の経験とクライエントの経験が重なり合うからこそ、治療者の感情が揺り動かされるのであって、治療者とクライエントの無意識同士が直接反応し合っている、とまでは言えないように思える。

　中井久夫はどうかと言えば、やはり治療者の内面を重視する点では同じである。たとえば、急性期の統合失調症者に対面すると、治療者の内面には、無力感や苦痛の過小評価、絶望と希望的観測の混合、「嵐が過ぎ去るのを待とう」という気持ちが起きる。それは、うつ病者の場合のうんざり感、強迫神経症者の場合の苛々、攻撃心とは違うため、統合失調症だと確信できるし、黙ってそばにいるほうがよい、と判断できる。急性期が終わると、治療者は患者と一緒にいてもあせりを感じなくなり、余裕を感じるようになる。それは患者にも余裕が生まれてきたことを示しており、寛解過程の指標となる。しかし、慢性化に傾きかければ、患者の内面には退屈が生じ、治療者は索漠とした気持ちになる。

　このように、中井久夫も土居健郎や河合隼雄と同様、治療者の内面性、主観性は、患者の内面、感情を捉える力があり、治療に使えると考えていた。木村敏も直観的診断の有効性を主張するなど、治療者の主観の重要性を認識している点では共通する。

　木村敏の場合、治療者の主観を介して患者に自己了解を促す、という観点はないが、患者を理解する上で治療者の主観が使えるという考えは持っている。では、なぜ患者の内面を理解できるのかと言えば、治療者と患者の「あいだ」、共有された意識において、「他者」の感情が「自己」の感情でもあるような、ある種の混交が生じるため、ということになるだろう。

以上のように、彼らはみな、治療者は自らの感情を自覚し、それを治療の指針にするべきだと、そう主張しているのである。

2　日本人論から見た心の治療

†日本人論を超えた関係性の原理

ところで、本書で取り上げた心の治療者たち、特に土居健郎、河合隼雄、木村敏は、日本人に見合った心の治療を考え、独自の日本人論を展開していたのではなかっただろうか。

彼らの日本人論を概ねまとめると、日本人の感情や行動は、「甘え」を含んだ相互依存性の高い二者関係を軸としており、社会規範や絶対的なルールよりも、身近な関係性に行動が左右されやすい。それは母子関係を原型とする関係性であり、母性原理がつよい精神性と見ることもできる。

このような日本人論は、多くの日本人にとって、とてもわかりやすい理屈であるはずだ。

たとえば木村敏によれば、何か道徳的な行為を「しなければならない」と感じる場合、西欧社会ではこうした道徳の根底には「神」がいる。その行為をしなければ、神に対して罪悪感を抱く。しかし、日本人の道徳意識や罪悪感の根底には、神ではなく「人と人との間」がある。日本人は、神という超越者と直結した内在的な価値基準ではなく、自己を取り巻く人間同士の「あいだ」を価値基準としているのだ。

木村は「あいだ」を人と人の間にある空気のようなもの、非人称の意志、などと述べているが、これは人と人の間にある関係性の問題として捉えたほうがわかりやすい。日本人は行為の価値を測る絶対的な物差しを持っていないため、身近な他者の承認だけが行為の価値を測る物差しとなる。当然、周囲の人々との関係性、暗黙のルールや場の空気に左右されやすくなるのである。

この身近な関係性のルールは自閉的で、第三者の視点、客観性が欠けているのだが、母子関係のような親密な二者関係において典型的なように、ルールを超えて「甘え」を受け入れ、認め合うような面がある。ならば日本人の心の治療は、父性原理に基づいて主体性や自立を強く促すよりも、母性原理における母子関係を原型とし、治療者との二者関係における「甘え」を受容したほうがよい。愛情と承認を体験的に理解すること、それが重要になるはずである。

この点は、土居健郎、河合隼雄、中井久夫も共通して認めているが、大事なのは彼らが二者関係におけるメリットだけでなく、リスクも承知していることだ。

土居健郎の治療論では、治療者が自分の内面に生じた「甘え」の感情から、患者の「甘え」を共感的に捉えることにより、患者が正常な甘えを体験的に理解することが必要であった。しかしそれは、患者が自分の甘えを自覚し、甘えが受け入れられたと感じる体験でもあるため、原初的な対象関係（甘えの関係）に移行することをも意味する。そのため、そのままでは治療者との関係は依存関係になりやすい。

そこで治療者は、次第に同一化から離れて分析し、第三者として解釈を与えるようにするべきだ、と土居は述べている。そうすれば、患者の自己理解が進み、自立した存在として対人関係を結べるようになるはずだ、と。

同じような観点は、中井久夫の治療論にも見ることができる。

中井の創案した風景構成法には「枠づけ法」が使われているが、これは紙に枠を描いておくと、守られている安心感があり、描画が容易になるだけでなく、思わざるホンネを示すことが多いからであった。だがここで重要なのは、描画による第三の対象（作品）は治療者と患者の二人関係にともなう危険性を防ぐ力がある、という中井久夫の発言である。

二人関係に問題を抱えた患者は、対話中心の精神療法を行なうと依存してしまいやすい。無論、十分な愛情と承認、甘えを経験していない患者にとって、こうした「甘え」の体験、二者関係の親密性、信頼性は不可欠とも言える。だからこそ、中井がしばしばシュヴィング的方法と呼んだ、あの共感的に寄り添い、支持する姿勢が必要になる。だが、そうした二者関係にはリスクもあることを、ベテランの中井久夫は当然のことながら熟知しており、バリントの理論を介して緻密に考え続けてきたに違いない。

また、河合隼雄はこの問題について、父性原理（指導することで誤りを正し、自立を促す働きかけ）と母性原理（誤りや弱さを受け入れ、包み込む働きかけ）という観点で考えていた。

日本は基本的には母性社会だが、父性原理も重視しており、どちらか一方だけを中心に据えるのではなく、中心は無の状態にして、どちらの原理もうまく取り込む「中空構造の社会」である。したがって、治療者には欧米の場合よりも母親的役割が求められるが、その一方で、父親的役割にもなる必要がある。治療者は父性と母性を共存させていなければならないのだ。

愛と承認に強い不安を抱えるクライエントが新たな自己物語を築き上げるためには、無条件の愛と承認を感じられるような二者関係、母性原理が必要になる。しかし、濃密な二者関係は危うい関係に陥る危険性があり、第三者の視点が必要になる。たとえば、母性原理に基づいてクライエントに共感し、同一化に身を任せすぎると、自分の感情と相手の感情が混同され、混乱が生じやすい。そのため自分を一歩引いて見つめる視線も必要になる。父性原理の意義は、まさにこの点にあるのだ。

そもそも心理療法における「受容」は、父性を身につけた者が「受容」するところに意味がある、と河合隼雄は述べている。そうでなければ、途方もなく受動的になってしまい、建設的な働きかけは生じない、というのである。

以上のような治療論は日本人に特化した方法ではなく、人間一般に共通する原理を持っている。その意味で、これは文化を超えた治療原理だと言えるのだが、人間の存在様式に共通の本質が取り出せるとしても、人間の生き方や価値観は文化によって異なるのだから、治療原理が同じであっても、治療のやり方は文化に応じて柔軟に変えていく必要がある。

母性原理が強く、「甘え」の関係に許容性のある日本社会においては、父性原理、自立性、主体性の理念が強い欧米社会における治療とは、少しスタンスを変える必要があるだろう。日本人の治療には、欧米圏の人々を治療する場合よりも、「甘え」の依存的関係がより重視されねばならないし、自立や主体性の確立を急ぐよりも、適度な「甘え」が許容される関係性の確立が先決となる。

しかし、二者関係のリスクは念頭に置きながら、第三者の視点を導入していくことも忘れてはならない。それは日本人にかぎらず、どのような文化であっても注意すべきことなのだが、第三者の視点を導入するタイミングなどは、あせらずゆっくりと取り入れるなど、日本の文化を考慮した形でなされるべきなのだ。

また、日本人の治療においては、日本語における日常語を使用することも重要になる。この点に特にこだわったのが土居健郎だが、中井久夫の治療論や臨床例などを見ても、かなり日常語を使うように意識されている。

それに、彼らの治療論に共通する「自然治癒」という考え方も、観方によっては、日本の文化には馴染みやすい。なぜなら、日本では自然にまかせることをよしとする価値観があり、欧米社会ほど状況を人為的に操作しようとはしないからだ。河合隼雄も指摘しているように、無意識的なものを無理に合理化して考えようとはしないし、あまり自我の統合、強化を求めない。

その意味では、森田正馬が理想とした「あるがまま」こそが、日本人には最も無理のない生き方なのかもしれない。それが西欧文化を取り入れる過程において、自立した自己にならねばならない、という強い自我の理想像にとらわれ、自己観察と思想の矛盾に陥り、神経症になりやすくなってしまった、と考えることもできるだろう。

このように、彼らは、日本の文化に合った治療にこだわり、独自な日本人論から心の治療を考えようとした。だが、決して普遍的な人間論と治療論を持たなかったわけではない。むしろ欧米人と比較できたことで、欧米文化の人間像を絶対化せず、より一般的な人間論に基づく治療論に到達したのではないだろうか。

†人間論から治療論へ

序章でも述べたが、心の治療の原理を考える上で、一般的な人間存在への洞察、人間理解は欠かせないものだ、と私は考えている。そして、本書で取り上げた精神科医、心理臨床家たちは、いずれも人間存在に対する深い洞察と、優れた人間理解が治療論のベースにある。

かつて木村敏は、症状論的診断ではなく、患者の「生き方」「あり方」を問題にするような「人間学的診断」、人間の存在様態への理解が必要になると述べたが、まさにこの考え方こそが、精神医療、心理臨床の現場に必要とされている。

木村自身は、人間の生の欲望や愛情、承認の問題について、あまり詳しく触れていないが、時間という観点から人間の存在様態を見事に分析しており、優れた人間論を持っている。統合失調症者における未来への不安や兆候の世界に生きるあり方も、うつ病者の過去への後悔にこだわるあり方も、「過去を了解しつつ未来の可能性をめがける」という、ハイデガーの見出した人間の存在本質に基づいているため、強い説得力を持つ精神病理論となっているのだ。

森田正馬、土居健郎、河合隼雄、中井久夫の人間論も、誰もが共通して了解し得るような、人間の一般的なあり方の本質を捉えている。それは、患者の内面に対する深い理解、共感につながっているだけでなく、治療の対処法や目標設定にも深く関わっているだろう。事実、彼らの治療法にはいくつかの共通点を見出すことができた。特に土居健郎、河合隼雄、中井久夫は共通する部分が少なくない。自然科学的な客観的分析だけではなく、治療者自身の主観を含んだ関係性に着目しているし、治療者の内面における心の動きを診断や治療に応用すること、自己了解、自己発見を促す点でも共通している。

心の治療に必要とされる治療者の自己了解、共感、承認は、いずれも幼児が母親との関係で体験しなければならないものであり、このことをとおしてはじめて、人間は自己了解の力を身につけ、自己価値の承認と自由を求めて生きることができる。幼児は最初、自分の感情を理解する力を持たないが、母親が共感し、適切な態度（承認）と言葉を与えることで、自分の感情を理解しはじめるのだ。そして次第に、母親がいなくても自分の力で、自分の感情に気づくことができるようになる。

ただし、母子関係という親密な二者関係にとどまっていれば、相手の愛と承認に基づく行為だけが正しさの基準となり、社会規範、一般的なルール感覚を身につけることはできない。客観的に（第三者の視点から）自己を見つめ直すこともできず、価値の一般性を判断する力も養えない。そうした力は、通常、父親を中心とする第三者や、様々な他者、集団に関与することで培われる。それは、人間が社会的な存在となる上で、とても大事なことなのである。

こうしたことが、あらゆる人間の成長に欠かせないプロセスだとすれば、当然、心の治療においても必要とされるだろう。なぜなら、心を病んでいる人々は、愛と承認の経験が乏しかったり、歪んだ形で受けとっている場合が多く、自分の感情にも無自覚で、自己了解をする力が総じて弱いからだ。それゆえ、母親が子どもの感情を受け止め、共感し、愛情と承認を与えるように、治療者も患者の感情を受け止め、共感し、承認の実感を与えなければならない。そして、そのような体験を介して自分の感情に気づかせ、自己了解を促さなければならない。

それと同時に、自らが関わる治療の関係性に留意し、二者関係のリスクを回避しながら、父性を体現する第三者としても接していく必要がある。感情をぶつけられても動じない強さ、冷静な判断力と解釈、そうした治療者の態度により、患者は自己を見つめるメタ視線を養い、自分の考えを冷静に捉え直したり、納得できる公正な判断を目指すようになる。それは、患者が自分の行為に納得し、自由に生きていく上で、とても重要なことなのである。

すでに述べたように、本書で取り上げた心理臨床家たちは日本人の精神性にこだわり、日本という社会に生きる私たちに合った治療を考えているが、彼らの治療論、人間論を見るかぎり、明らかに文化を超えた人間存在一般の本質を見据えている。そのため、日本人のみならず、他の文化圏の人々にも適用できるような、一般性のある治療原理なのである。

文化を超えた人間存在の本質を見据えていれば、個々の文化に応じて柔軟に治療を進めながらも、行き先を間違うことはない。日本人の治療において、「甘え」の許容される二者関係を重視するにしても、二者関係のリスクを念頭に置き、絶えず第三者の視点、父性原理が意識されるだろう。あるいは、欧米の人々を治療する場合も、性急に自立や主体性を促すのではなく、二者関係における感情の受容、愛と承認の体験が十分か否か、常にチェックすることができる。それは、闇雲に進路を変え続けるのでも、猪突猛進で目的地へ直行するのでもなく、核となる指針、地図を持ったうえで、柔軟に寄り道や休憩をはさみながら航海を続けるようなものである。

本書で取り上げた精神科医、心理臨床家たちは、このような地図を自力で描きながら、試行錯誤の中で心の治療という苦難の航路を歩み続けてきた開拓者たちだ。いま、その地図は私たちの手元に残されている。それをどのように使っていくべきなのか、今度は私たちが試される番なのかもしれない。

参考文献

山竹伸二『心理療法という謎――心が治るとはどういうことか』河出書房新社（河出ブックス）、二〇一六年
山竹伸二『子育ての哲学――主体的に生きる力を育む』筑摩書房（ちくま新書）、二〇一四年
小林隆児・西研編著『人間科学におけるエヴィデンスとは何か――現象学と実践をつなぐ』新曜社、二〇一五年
木村敏『言視舎版　臨床哲学の知――臨床としての精神病理学のために』言視舎、二〇一七年

あとがき

日本における精神医学、臨床心理学、心理療法などは、いずれも欧米の理論を輸入したものがほとんどで、最新の理論的動向も、欧米に追随しているのが現状だ。歴史上、優れた功績を残している精神科医、心理臨床家は少なくないが、その中に日本人の名が挙がることはほとんどない。

しかし、日本の国内に限れば、多くの人に支持され、重鎮として、あるいはカリスマ的な存在として、高く評価されている心の治療者は存在する。本書で取り上げた人たちは、間違いなくその代表格と言えるだろう。彼らは欧米の治療法を鵜呑みにせず、試行錯誤を繰り返しながら、日本人に合った心の治療を模索し、それを実践し続けた。その中核にあるのは、深い洞察に満ちた人間理解である。

私は以前から、心の治療には人間のあり方についての本質論が必要だと感じてきた。フロイト、ユング、サリヴァン、ロジャーズ、フランクルなど、優れた心の治療法を生み出した人々の理論には、人間の存在本質に対する鋭い洞察が根底にある。ただ、それらの人間理解は時代や地域、文化の制約を受け、異なった人間像となっており、このことが治療の理論や目的に差異を生み出し、理論的な統合を妨げてきた。何十種類もの心理療法、心理的治療論が乱立し、お互いを批判しあってきたのは、こうした事情があったからだ。

このような状況に対して、普遍的な人間論など存在しないし、多様な人間理解があるのだから、心理的治療がバラバラなのも仕方がない、と考える人もいるだろう。人間論などあやふやで非科学的なものなので、症状の除去、解消だけを治療目的に据え、治療成果だけを科学的根拠とすればよい、という意見さえある。しかし、心の治療が人間の幸せを目指す以上、人は何を求め、また何を怖れているのか、そうした人間のあり方に関わる本質的な理解は、やはり不可欠なものではないだろうか。

こうした問題意識から、私は一年半ほど前に『心理療法という謎』(河出ブックス)という本を出版した。また、さまざまな精神科医、心理臨床家の治療論、治療法を考える場合にも、必ずその人の人間論に着目し続けてきた。優れた心理的治療論の根底には、必ず優れた人間理解が存在する。そう考えているからだ。

本書で取り上げた五人の治療者たちの場合にも、その精神病理論や治療論の根底には深い人間理解を見ることができる。しかし一方でそれは、日本の文化的背景を考慮した、日本人に適した治療論という面を持っている。土居健郎の甘え理論、河合隼雄の昔話論は独自な日本人論の展開であり、木村敏の「あいだ」や森田正馬の「あるがまま」の思想も、日本人のあり方と深くつながっている。また、中井久夫による臨床には日本語の日常語に対する強いこだわりが感じられる。

彼らが日本人の特性に合った、日本人に適した心の治療に腐心し、独自の治療論を展開したことは確かである。しかしそれは、彼らの治療論が日本以外の文化圏では通用しない、ということを意味するものではない。彼らの日本人論や治療論を丹念に読み込んでいくと、そこには文化を超えた人間理解、普遍性のある人間の存在本質が見えてくるからだ。

したがって、文化に応じて柔軟に応用しさえすれば、彼らの治療論は日本以外でも十分に通用するだろう。いつか彼らの理論が海外でも高く評価され、その真価が認められる日が来るかもしれない。私にはそんな気がするのである。

本書の内容は、二〇一六年の四月から一年かけて行った、朝日カルチャーセンター横浜における「日本の心理臨床」という講座がもとになっている。この講座では一〇人の精神科医、心理臨床家を取り上げたが、書籍にするにあたって、日本の精神医療、心理臨床の世界でより重要な役割を果たしたと思える五人を厳選し、あらためて詳細に論じることにした。

講座を企画して下さった朝日カルチャーセンターの川田真由美さん、そして講座を受講して下さった方々に感謝したい。また、本書の制作にあたっては、出版を快諾して下さった筑摩書房の松田健さん、丁寧に編集作業を進めて下さった藤岡美玲さんに大変お世話になった。心よりお礼を申し上げたい。

山竹伸二

二〇一七年一二月

ちくま新書
1303

こころの病《やまい》に挑《いど》んだ知《ち》の巨人《きょじん》
——森田《もりた》正馬《まさたけ》・土居《どい》健郎《たけお》・河合《かわい》隼雄《はやお》・木村《きむら》敏《びん》・中井《なかい》久夫《ひさお》

二〇一八年一月一〇日　第一刷発行

著　　者　山竹伸二（やまたけ・しんじ）

発 行 者　山野浩一

発 行 所　株式会社 筑摩書房
東京都台東区蔵前二-五-三　郵便番号一一一-八七五五
振替〇〇一六〇-八-四一二三

装 幀 者　間村俊一

印刷・製本　株式会社 精興社

乱丁・落丁本の場合は、左記宛にご送付ください。
送料小社負担でお取り替えいたします。
ご注文・お問い合わせも左記へお願いいたします。
〒三三一-八五〇七　さいたま市北区櫛引町二-六〇四
筑摩書房サービスセンター　電話〇四八-六五一-〇〇五三

ISBN978-4-480-07118-7 C0211